大好きなグループのライブ
全力で楽しみました

今、すごく大好きな音楽グループがあります。「BABYMETAL」（ベビーメタル）という名前のグループで、アイドルとメタル（メタルはロック・ミュージックの一種）が融合した女性３人組のダンスユニットです。

BABYMETALを知ったのは、ライブ映像を観たのがきっかけでした。かわいらしいアイドルの女の子が、全力で歌って踊る姿がものすごく印象的で。なんだろう、この子たちは、と思って東京ドームで行われたライブに行き、生の演奏を聴き、ダンスも目の当たりにしたんです。

そうしたら！　もう、雷に打たれたような衝撃を受け、彼女たちの作る世界観に一気に引き込まれてしまいました。それからは、たびたびライブステージを観に行っています。ステージを観るたびに、どんどん好きになっていき、応援したいなという思いが強まるんですよね。

BABYMETALが出演した夏のロックフェスティバルにも行きました。北海道で開催されたので、１人で飛行機とホテルを予約して。事務所の人には「行ってきたよ～」と事後報告（笑）。

ただ、真夏の炎天下での屋外開催だったので、１人だと何かと大変でした。場所取りをしていると、ほかに誰もいないのでお水も買いに行けないんですよね。日よけも何もない場所なので、結構しんどかったです。

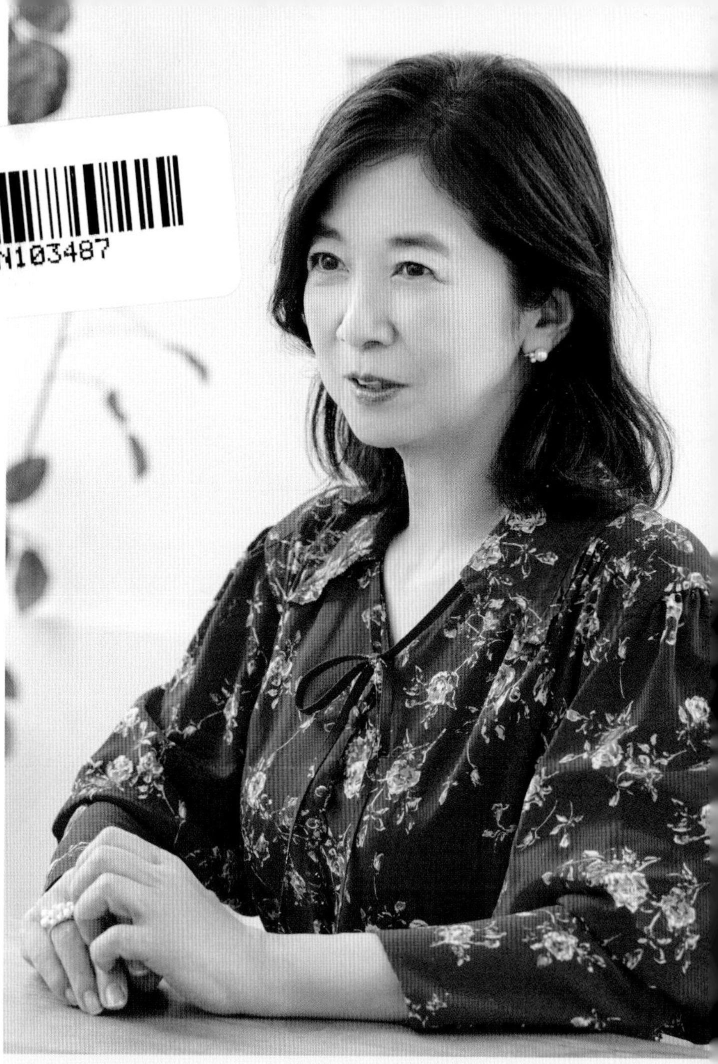

宮崎美子（みやざきよしこ）さん　Profile

1958年、熊本県生まれ。
1980年に篠山紀信氏の撮影で『週刊朝日』の表紙に掲載。同年10月にはTBSテレビ小説『元気です！』主演で本格的デビュー。
2009年には漢字検定１級を受けて見事に合格。現在では映画やドラマ、バラエティ番組と幅広く活躍している。2020年にデビュー40周年を迎えた。

それでも、隣にいた男の子が「体調大丈夫ですか？」と気を遣ってくれたり、ステージが見やすい場所を教えてもらったりして、いい経験をしました。

ちなみに、BABYMETALのファンは年齢層が高めの男性が多い印象ですが、海外で広

人生を楽しみたい!

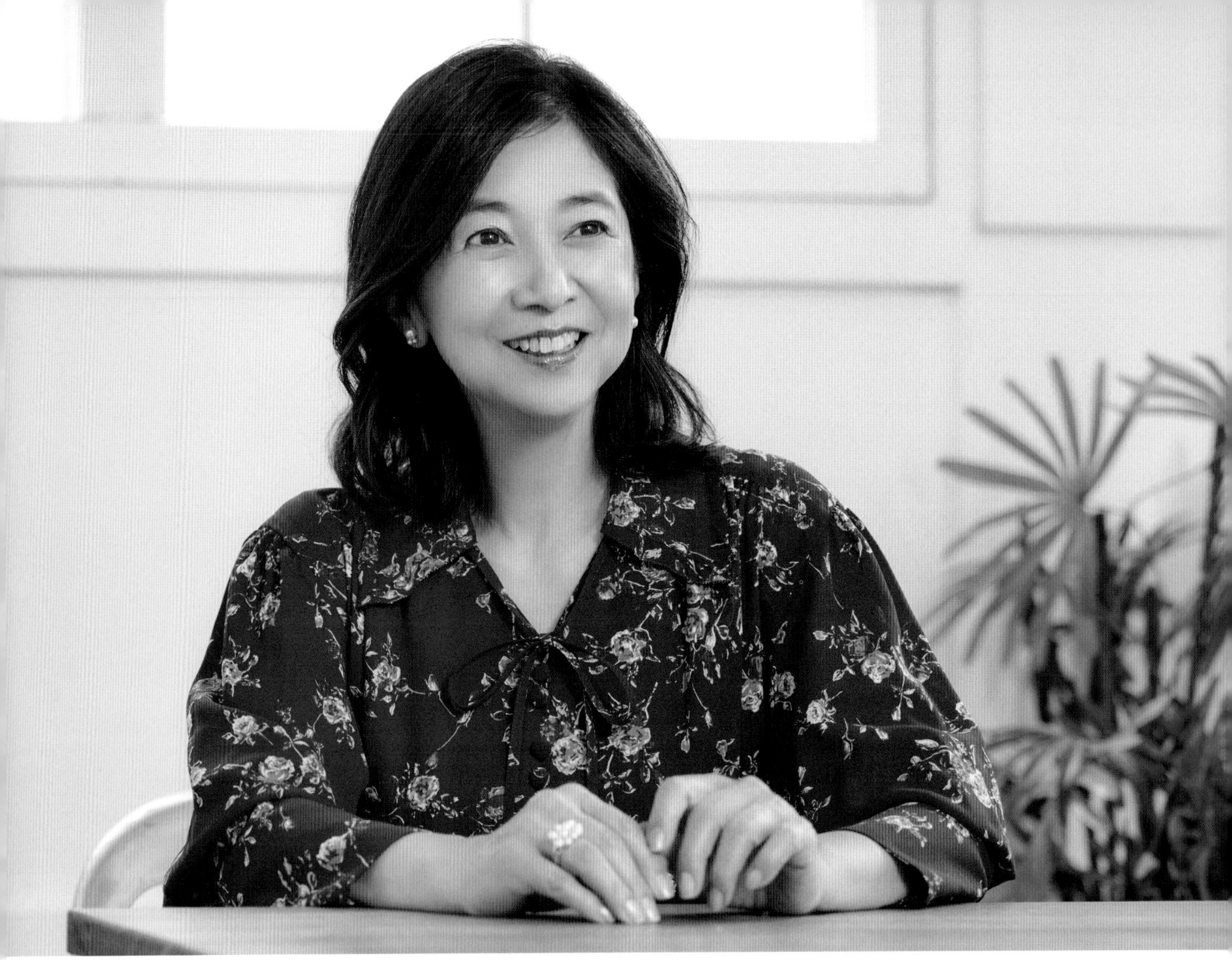

く活躍しているグループなので、観客の中には外国の方もよく見かけました。
そんないろいろな大人の方たちが、ちゃんとルールを守りながら、全力で楽しんでいる姿って素敵ですよね。特に最近はコロナ禍でこうした活動が止まることが続いたので、ようやく日常が戻ってきたなぁ、って実感しています。

おうちカラオケで大問題が発生！

私の職業は女優（俳優）ですけど、デビューの翌年に、自分名義のレコードも出しています。歌手デビュー40周年を記念したアルバムもリリースして、自分で作詞もしました。これはレコード会社のプロデューサーが高校の大先輩で、頼まれて断れなかったというのもあるんですけど（笑）。

歌うことも含めて、声のお仕事が好きなんです。
私自身のYouTubeチャンネル（よしよし。宮崎美子ちゃんねる）でも、『ふるさと』や『みかんの花咲く丘』といった歌を披露しています。
こうした古くから歌い継がれてきた歌って、普遍的な景色を、あまり難しくない言葉で紡いでいます。だからこそ、歌を聴くと、情景が鮮明に浮かび上がってくるんです。そのぶん、歌うのも難しかったですね。
カラオケでも歌いますよ。ただ、カラオケボックスのような施設に行くことはほとんどありません。スマホにカラオケのアプリを入れてあるので、それを使って自宅で歌っています。声のお仕事のための、ボイストレーニングを兼ねている部分もあるのかな。
ただ、先日、ご近所からクレームが出

ちゃったんですよね。直接文句がきたというわけではなく、どなたかが歌ってらっしゃいますね、程度の話ですけど。マンションなので、歌声が近隣に響きやすいんでしょうか。

そこで、１部屋だけ簡易的にですけど、防音対策を施して、その部屋で歌うようにしました。それ以降は何もいわれないから、今のところは大丈夫かな。

ドラマの撮影がきっかけで フルートに挑戦！

歌うことは好きなんですけど、楽器を演奏することには、あまり縁がなかったですね。

とはいえ、女優という仕事柄、「楽器を演奏する人の役」を演じることが少なくありません。触れたこともない楽器を演奏する役の場合もあります。でも、それがきっかけで、楽器の演奏にチャレンジしたこともありました。

以前、ドラマで「フルートをたしなむ優雅な奥様」の役をいただいたことがありました。さすがに演奏はプロの方に吹き替えてもらいますけど、持ち方がぎごちないとさまにならない。

そこで、楽器店でフルートを購入したんですよ。せめて構え方だけでも練習しようと思って。

そして、楽器店から帰宅するタクシーの中で、そのフルートを吹いてみたら音が出たんです。フルートって、初心者は音を出すのも難しいと聞いていたので、それがとてもうれしくて。練習して、その後の舞台の上でもちょっと吹いたことがあります。楽しかったですよ。

ドラマの撮影では、さすがにカメラの前で演奏するまでには至っていないので、音は吹き替えで指だけ合わせました。

すると、ドラマ放送後、高校時代の同級生

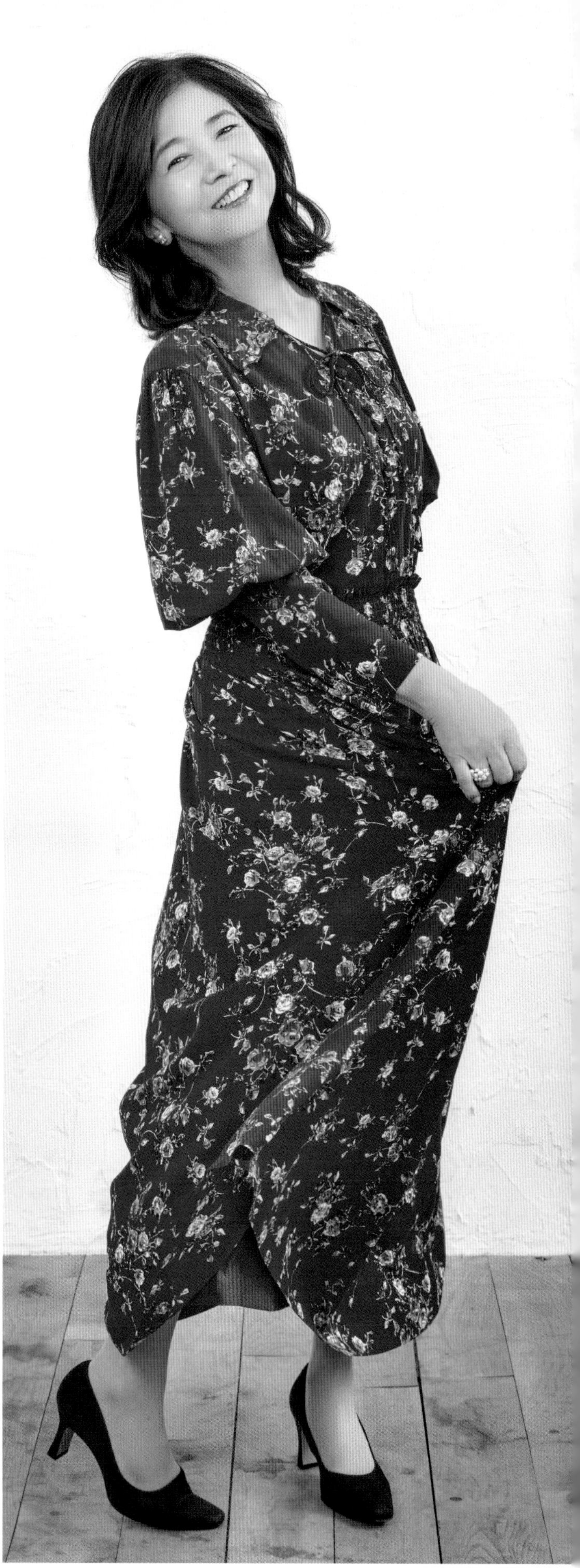

撮影◎石原麻里絵（fort）
ヘアメイク◎岩出奈緒
スタイリスト◎坂能翠（エムドルフィン）
衣装協力◎ワンピース／インゲボルグ☎03-5784-7802
イヤリング／ Perlagione☎078-291-5088
パールリング／ NINA RICCI/エスジェイ ジュエリー
☎03-3847-9903

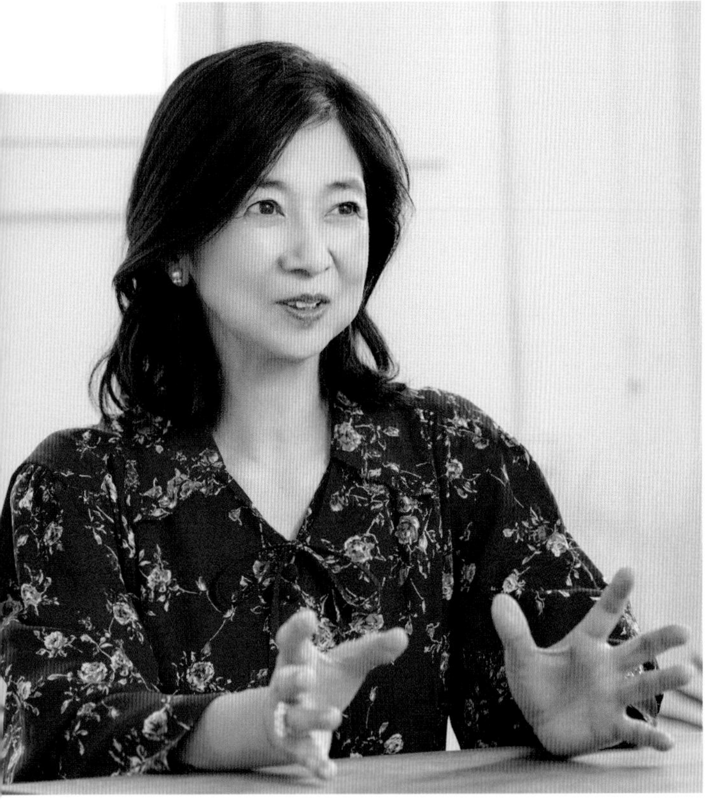

が連絡をくれたんです。その人は吹奏楽部でずっとフルートを演奏していたんですが、私の出演シーンを見て「指、音とちゃんと合ってたよ」っていってくれたんですよ。ああ、そういうところもしっかり見られているんだな、と感じると同時に、頑張ってよかったと思いました。

ピアノを弾く役を演じることも、たまにあります。フルートと同じで演奏はしませんが、指を置く位置を意識するとか、リズムに合わせるということはします。指先まで画面に映ることはないんですが、大体の位置は音と合わせないと、わかる人にはわかりますからね。

ただ、最近出演した『リバーサルオーケストラ』というドラマの演奏シーンに出演した若い俳優さんたちは、本気で練習していましたね。撮影の何ヵ月も前から、ちゃんと先生もつけて。撮影の合い間も練習していました。

特に、主演の女優さんは「元・天才ヴァイオリニスト」という役だったので、それは大変だったようです。ヴァイオリンを持つこと自体が初めての経験で、肩こりと全身の筋肉痛で夜も眠れないくらいだったと聞きました。

最近練習を始めた楽器はこれ！

実は最近、ベースギターの練習を始めたんです。

あるミュージカルで、小学生の女の子がベースギターを弾いていて、それがとても上手でかっこよかったんですね。それで、機会があったら自分もやりたいなあと思っていたら、ふとしたきっかけで女性用のベースギターをいただいたんです。女性用って、少し

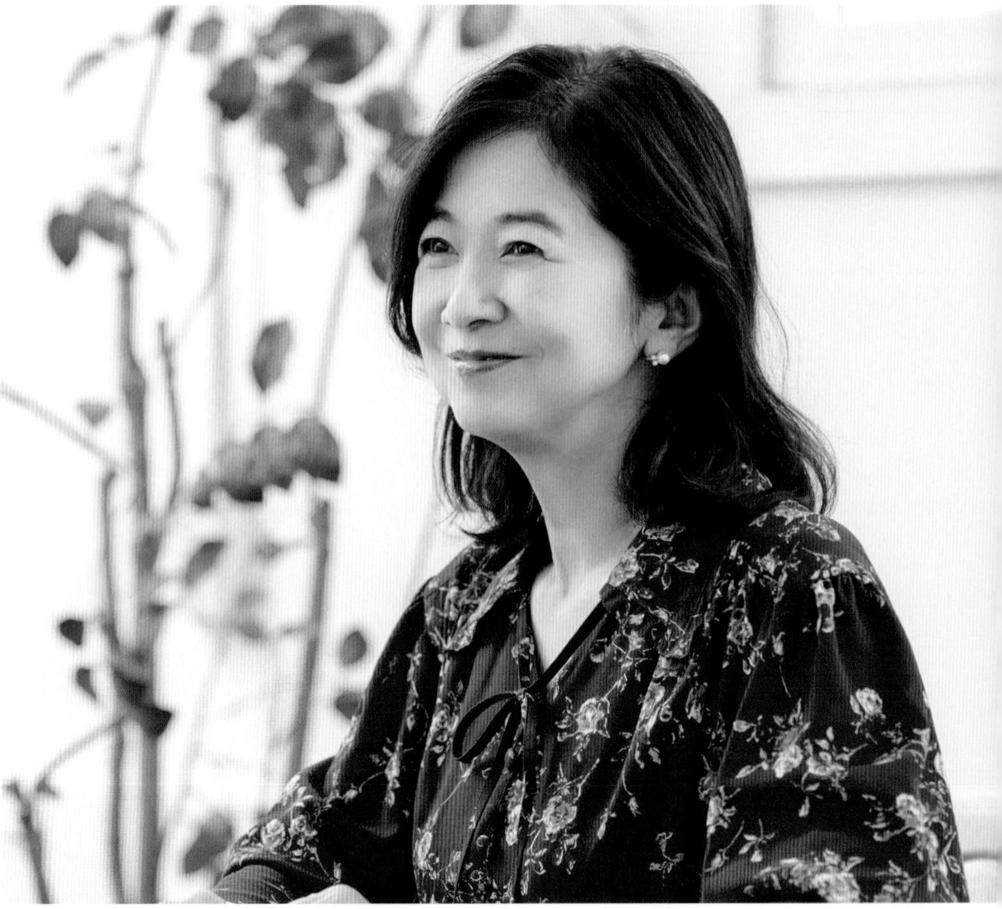

柄が短いんですよね。

初めての楽器って、なかなかハードルが高いじゃないですか。楽器店でもどう選べばいいのかもわからないし。今回はちょうどいいきっかけになったので、時間を見つけてベースギターの練習をしています。ただ、ベースギターってスチールの弦が太いので、指で押さえるときにしびれちゃって全然先に進まないんですよね。人前で披露するのは少し先になりそうです（笑）。

今後も、いろいろなつながりやきっかけをくれる音楽を大切にして、人生を楽しんでいきたいですね。

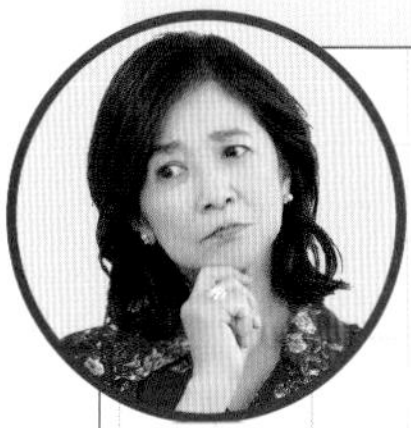

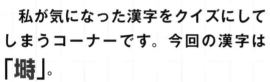

今月のおまけトリビア
宮崎美子の気になる漢字クイズ

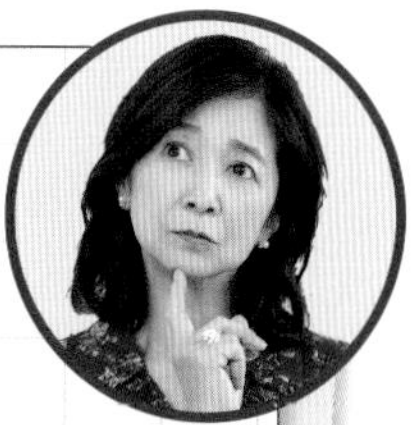

私が気になった漢字をクイズにしてしまうコーナーです。今回の漢字は**「埘」**。

土へんに時と書くこの漢字、音読みでは「シ」「ジ」と読みますが、訓読みでは何と読むでしょう？

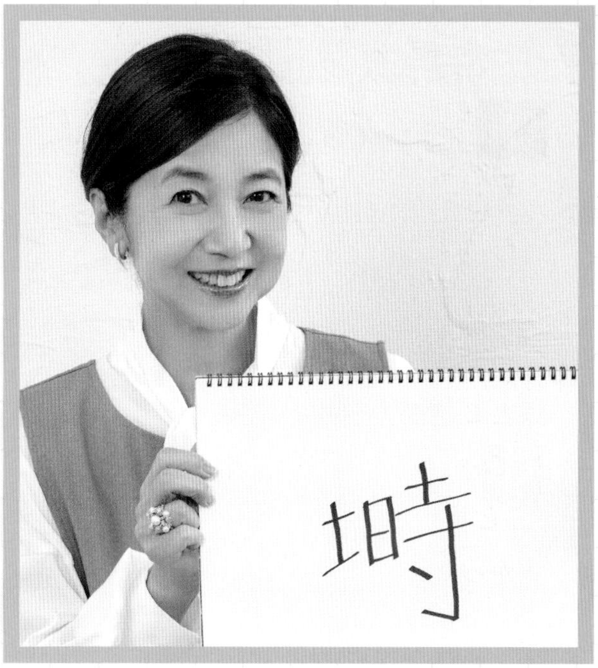

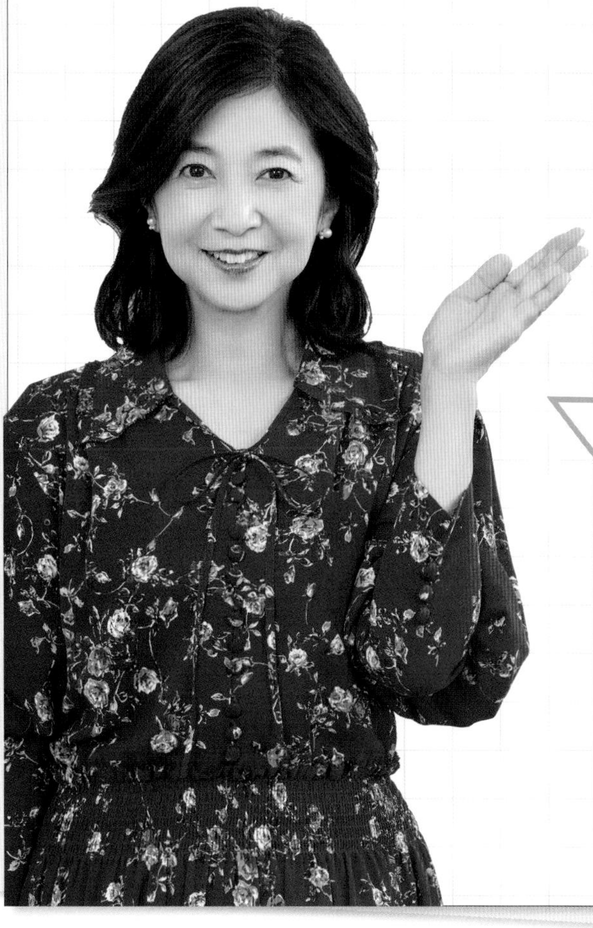

正解は**「ねぐら」**です。「とや」とも読みます。鳥のねぐらという意味で、土のへいで囲った鳥小屋を表しています。この「埘」という漢字、１文字だけ見ても読めませんよね。

私は、この漢字を覚えやすい形に分解して覚えました。「土（曜）」「日（曜）」は「寺」を「ねぐら」にする、というように連想方式にしたんです。これで読み方を忘れなくなりました！

宮崎美子さんが出題！

漢字教養トリビアクイズ⑰

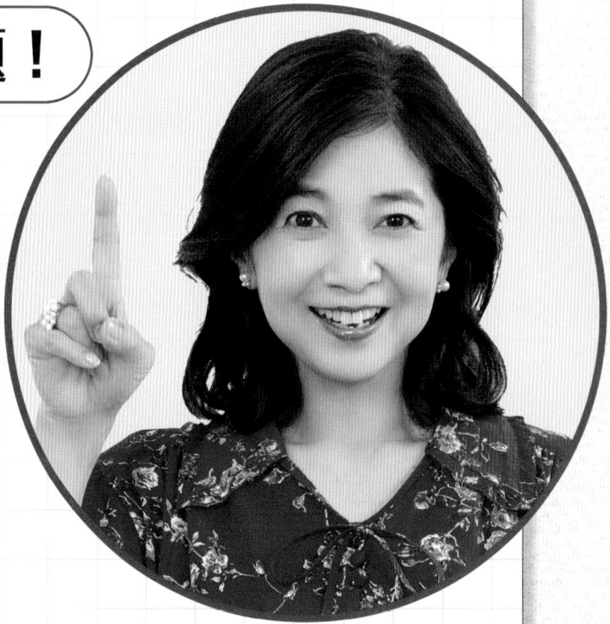

17回を迎えた「漢字教養トリビアクイズ」。今回は第１問めに「著名人の二つ名クイズ」を用意いたしました。出題した二つ名はすべて故人のものです。懐かしい名前を見つけた方もいらっしゃるのではないでしょうか。

ところが、問題を事務所のスタッフ（女性・30代）に見せたところ、「アイルトン・セナって誰ですか？」と聞かれてしまいました。今の若い人ってセナを知らないのね……世代の違いを感じて、ちょっとショックでした（笑）。

まあ、知らない名前を見つけたら、このさいですから覚えてしまいましょう！　ということで、今回もよろしくおつきあいください。

宮崎美子さんが出題！漢字教養トリビアクイズ⑰ 目次

1 著名人の二つ名クイズ

伊達政宗は「独眼竜」、トーマス・エジソンは「発明王」など、著名人には二つ名（異名）がつけられることがあります。各問、ヒントから漢字を選んで□の中に入れ、二つ名を完成させてください（人物名は敬称略）。

① □の超特急	吉岡隆徳（陸上短距離選手）
② 音速の□公子	アイルトン・セナ（F 1レーサー）
③ 燃える□魂	アントニオ猪木（プロレスラー）
④ 永遠の□女	原節子（女優）
⑤ 浪速の□団治	川藤幸三（プロ野球選手）
⑥ 甲斐の□	武田信玄（戦国時代の武将）
⑦ 鉄□宰相	ビスマルク（ドイツ帝国の初代宰相）
⑧ 平□の三四郎	古賀稔彦（柔道家）
⑨ 昭和の□笑王	林家三平（落語家）
⑩ □の女	マーガレット・サッチャー（元英国首相）
⑪ 越後の□	上杉謙信（戦国時代の武将）
⑫ 黄金の□	輪島大士（大相撲の横綱）
⑬ 国士□双	韓信（古代中国の武将）

ヒント

貴　成　左　爆　血　暁　龍
闘　鉄　無　虎　処　春

2 縦・横漢字クイズ

「縦」または「横」の漢字を含む言葉を集めました。□の中に縦または横の漢字を入れ、正しい言葉を完成させてください。両方とも含む言葉もあります。

① 首を□に振って賛意を表す

② 彼は昔から、□紙破りで有名だった

③ 弟はなまけもので、□のものを□にもしない

④ 私の部下はとても優秀で、□□無尽に活躍した

⑤ 兄はパイロットで、飛行機を操□するのが仕事だ

⑥ □縞のユニフォームで知られる阪神タイガース

⑦ 呼吸をするさいは、胸の下部にある□隔膜が使われる

⑧ 私の将棋の腕前は、いまだに下手の□好きのままだ

⑨ 彼女はいつでも□車を押すようなやり方をする

⑩ 進行中の計画に親会社が□やりを入れてきた

⑪ 地元には、飲み屋が集まる□丁がある

⑫ 車の運転は苦手で、特に□列駐車は難しい

⑬ 社長の□暴を許すな

⑭ 私は□着者なので、脱いだ衣服は脱ぎっぱなしだ

3 子のつく熟語クイズ

各問の文章の中には「子」の文字を含む二字熟語が使われています。各問、□に入る文字をヒントの中から選んで文章を完成させてください。

①□子を焼いて食べる

②部屋では□子を取るのが礼儀

③私をあなたの□子にしてください

④隣の部屋の□子をうかがう

⑤洋室の□子を割ってしまった

⑥秋□子嫁に食わすな

⑦貯金をすると□子がつく

⑧壁に耳あり□子に目あり

⑨このままでは私の□子が立たない

⑩疲れたので□子に座る

⑪和□子の中ではどら焼きが好物

⑫親とはぐれて□子になった

⑬彼女は帰国子□だ

⑭□子の大馬鹿18年

「子」の読み方には、音読みで「シ」「ス」、訓読みで「こ」「おとこ」「ね」「み」などがあります。小学1年生で習う漢字ですが、奥が深いですね～。

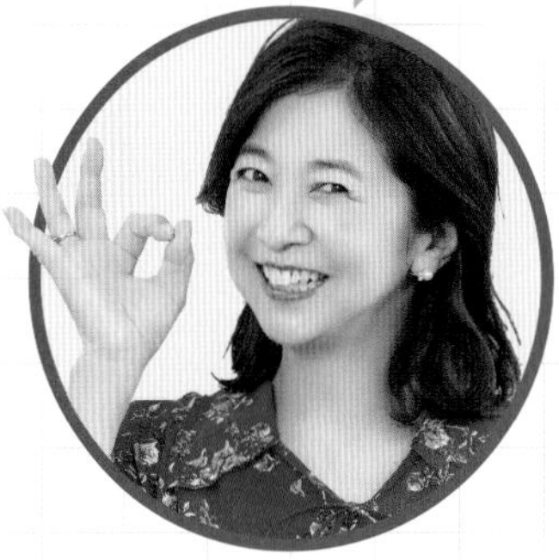

ヒント

菓	弟	柚	障	椅	帽	硝
女	茄	様	面	利	迷	餃

4 東大の入試問題クイズ

令和３～５年に東京大学の入学二次試験で実際に出題された漢字書き取り問題です。各問、文章の中の赤字のひらがなを漢字に書き換えてください。これができれば東大合格？

※実際に出題された漢字をもとに、問題および解答を作成しています。

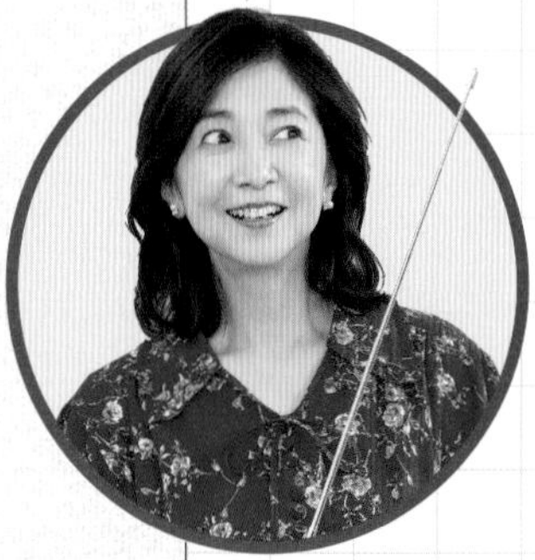
意外にも？オーソドックスな問題が出るんだな、と思いました。

① かかりつけ医にしんさつしてもらう ⇒ □□

② あきらめたらそこで試合終了ですよ ⇒ □

③ 私には人生のらしん盤がある ⇒ □□

④ 気がゆるんで失敗してしまった ⇒ □

⑤ いかにもこっけいな姿をした道化師 ⇒ □□

⑥ 意味しんちょうな笑顔を見せる ⇒ □□

⑦ 祖先はしゅりょう民族だったらしい ⇒ □□

⑧ ついに志をとげることができた ⇒ □

⑨ しょうげきの結末に腰を抜かした ⇒ □□

5 米へんの漢字クイズ

米へんの漢字を集めました。米へんにヒントの文字を合わせて、各問のかなを漢字で書いてください。

① こな ⇒ □

② ねん ⇒ □

③ つぶ ⇒ □

④ かす ⇒ □

⑤ しょう ⇒ □

⑥ センチメートル ⇒ □

⑦ せい ⇒ □

⑧ のり ⇒ □

⑨ とう ⇒ □

⑩ りょう ⇒ □

⑪ うるち ⇒ □

ヒント

更	厘	青	白
庄	胡	立	量
唐	占	分	

6 読めるけど書けない漢字クイズ

「なんとなく読めるけど、いざ書くのは難しい」という言葉を集めました。ヒントから漢字を選んで、各問のひらがなを漢字で書いてください。間違えないように正確に書き取りましょう。

①みつばち ⇒ □□

②かしゃく ⇒ □□

③いかく ⇒ □□

④みこし ⇒ □□

⑤ざんがい ⇒ □□

⑥さんご ⇒ □□

⑦ちみもうりょう ⇒ □□□□

ヒント
珊 魎 呵 嚇 蜂 魅 魑 輿
残 蜜 神 責 骸 魍 瑚 威

7 ことわざ漢字クイズ

ヒントの中から□に当てはまる漢字を入れて、①～⑧のことわざを完成させてください。

①光陰□のごとし

②□すれど盗泉の水を飲まず

③仕事幽霊□弁慶

④柔よく□を制す

⑤□濁併せ呑む

⑥虎の□を踏む

⑦□を高くして眠る

⑧立□の余地もない

問題③は、このあとに「そのくせ夏やせ寒細り、たまたま肥ゆれば腫れ病」と続きます。ずいぶん長いことわざですね。

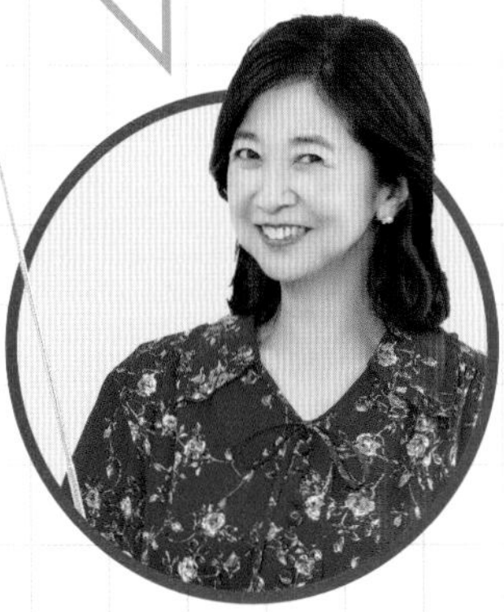

ヒント
剛 矢 尾 渇
錐 枕 清 飯

8 植物の漢字クイズ

植物の名前を表す漢字を集めました。当てはまる読み方をヒントの中から選んで答えてください。

① 万年青 ⇒ □

② 蒟蒻 ⇒ □

③ 金盞花 ⇒ □

④ 金木犀 ⇒ □

⑤ 慈姑 ⇒ □

⑥ 芥子 ⇒ □

⑦ 辛夷 ⇒ □

⑧ 枝垂柳 ⇒ □

問題②「蒟蒻」の「蒻」は、「柔らかい」という意味です。見た感じそのままですね。

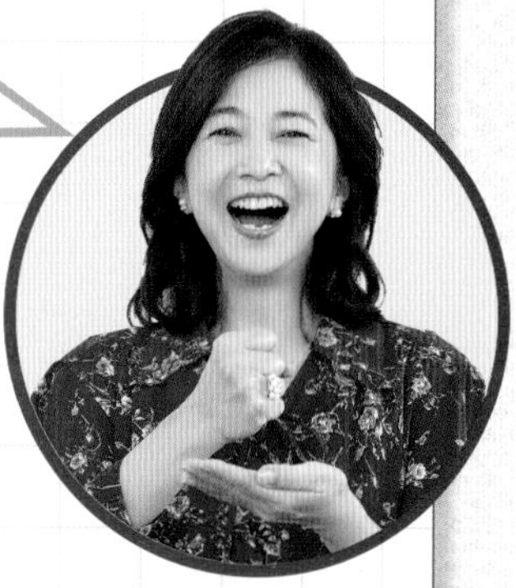

ヒント

コブシ　オモト
キンセンカ
シダレヤナギ
クワイ　ケシ
キンモクセイ
コンニャク

9 漢数字入り三字熟語クイズ

□に漢数字を入れて、三字熟語を完成させてください。

① □味線　⑥ □貨店　⑪ 値□金　⑯ 青□才

② □人針　⑦ □秋楽　⑫ 紙□重　⑰ 口□丁

③ □官鳥　⑧ □重桜　⑬ 第□感　⑱ 南無□

④ □張羅　⑨ □華鏡　⑭ 御□度　⑲ 坂本□

⑤ □字架　⑩ □面鳥　⑮ 赤□字　⑳ □□夜

10 逆立ち二字熟語クイズ

左側の□□に当てはまる二字熟語の漢字の順番を変えると、右側の□□に当てはまります。ヒントの中から当てはまる漢字を□に書き込んで文章を完成させてください。

①ぎこちない□□⇔パソコンが正しく□□する

②無人島に□□した⇔彼は□□競技の選手

③社員□□、感謝いたします⇔2つの歌の作者は□□人物

④パレードの先頭で□□した⇔万事が予定通り□□する

⑤会場に大勢の□□がいる⇔物事を□□的に見る

⑥コンクールで□□を獲得⇔優勝□□を現金でもらった

⑦株価が□□した⇔崖から岩が□□した

⑧富士は□□一の山⇔□□は晴天なり

ヒント
賞 陸 作 落 上 金 進 本
下 客 日 動 一 行 同 観

11 二字熟語完成クイズ

二字熟語の漢字を、いくつかの部品に分け、同じ大きさにして並べ替えました。例にあるように、部品を組み合わせて二字熟語を完成させてください。

【例】一＋大＋日＋青⇒晴天

①月＋正＋言＋日⇒□□

②口＋玉＋共＋田⇒□□

③勹＋夫＋見＋糸⇒□□

④言＋今＋心＋己⇒□□

⑤耳＋頁＋豆＋又⇒□□

⑥月＋古＋兆＋木⇒□□

⑦寸＋門＋各＋豆＋木⇒□□

⑧木＋牛＋木＋角＋示＋刀⇒□□

漢字教養トリビアクイズ⑰ 解答

1 著名人の二つ名クイズ

①暁、②貴、③闘、④処、⑤春、⑥虎、⑦血、⑧成、⑨爆、⑩鉄、⑪龍、⑫左、⑬無

2 縦・横漢字クイズ

①首を縦に振って、②横紙破り、③縦のものを横にもしない（横のものを縦にもしない、も可）、④縦横無尽、⑤操縦、⑥縦縞、⑦横隔膜、⑧下手の横好き、⑨横車を押す、⑩横やり、⑪横丁、⑫縦列駐車、⑬横暴、⑭横着者

3 子のつく熟語クイズ

①餃、②帽、③弟、④様、⑤硝、⑥茄、⑦利、⑧障、⑨面、⑩椅、⑪菓、⑫迷、⑬女、⑭柚

4 東大の入試問題クイズ

①診察、②諦、③羅針、④緩、⑤滑稽、⑥深長、⑦狩猟、⑧遂、⑨衝撃

5 米へんの漢字クイズ

①粉、②粘、③粒、④粕、⑤粧、⑥糎、⑦精、⑧糊、⑨糖、⑩糧、⑪粳

6 読めるけど書けない漢字クイズ

①蜜蜂、②呵責、③威嚇、④神輿、⑤残骸、⑥珊瑚、⑦魑魅魍魎

7 ことわざ漢字クイズ

①光陰矢（や）のごとし　意味：月日のたつのが早いことのたとえ

②渇（かっ）すれど盗泉の水を飲まず　意味：自分がいかに困っていても不正なことには手を出さないこと

③仕事幽霊飯（めし）弁慶　意味：仕事はだめだが遊びでは主役になる者のたとえ

④**柔よく剛(ごう)を制す**　意味：しなやかなものは、硬いものの鋭い矛先をそらして、結局は勝利を得る

⑤**清濁(せいだく)併せ呑む**　意味：心が広く、善悪の区別なく受け入れること

⑥**虎の尾(お)を踏む**　意味：きわめて危険なことに手を出すこと

⑦**枕(まくら)を高くして眠る**　意味：安心して気持ちよく眠ること

⑧**立錐(りっすい)の余地もない**　意味：錐（きり）の先を立てるほどの余裕もないほどぎっしりとつまっている状態

8 植物の漢字クイズ

①オモト、②コンニャク、③キンセンカ、④キンモクセイ、⑤クワイ、⑥ケシ、⑦コブシ、⑧シダレヤナギ

9 漢数字入り三字熟語クイズ

①三味線、②千人針、③九官鳥、④一張羅、⑤十字架、⑥百貨店、⑦千秋楽、⑧八重桜、⑨万華鏡、⑩七面鳥、⑪値千金、⑫紙一重、⑬第六感、⑭御百度、⑮赤十字、⑯青二才、⑰口八丁、⑱南無三、⑲坂本九、⑳十五夜または十六夜

10 逆立ち二字熟語クイズ

①動作⇔作動、②上陸⇔陸上、③一同⇔同一、④行進⇔進行、⑤観客⇔客観、⑥金賞⇔賞金、⑦下落⇔落下、⑧日本⇔本日

11 二字熟語完成クイズ

①証明、②異国、③規約、④記念、⑤頭取、⑥胡桃、⑦格闘、⑧解禁

お疲れ様でした。
❼ことわざ漢字クイズの問題①は「光陰矢のごとし」。本誌『漢字脳活ひらめきパズル』も今回の⑰巻で、発刊から約１年半が経過しました！月日のたつのは早いものだと実感します。
とはいえ、『漢字脳活ひらめきパズル』も、私のコーナーも、まだまだ続きますので、引き続きおつきあいください！よろしくお願いいたします。

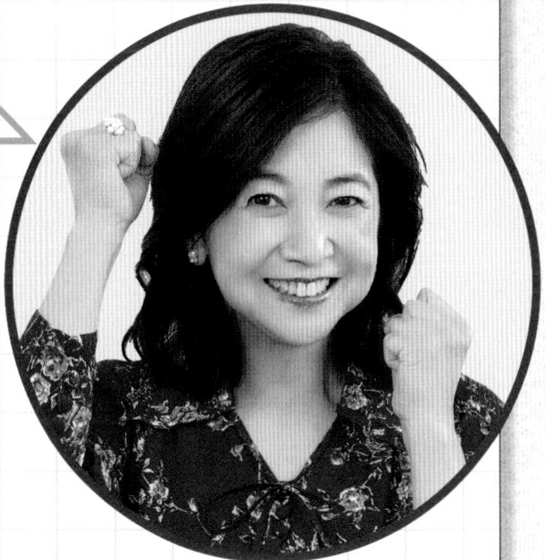

本書の漢字パズルの実践で

脳の前頭前野の血流が大幅に増え 認知機能の向上に役立つとわかりました

東北大学教授　川島隆太（かわしまりゅうた）

脳の認知機能をつかさどるのが前頭葉の前頭前野

人間の脳はさまざまな機能を備えています。その中でも、「認知機能」はとても重要な役割を果たしています。認知機能とは、「思考」「判断」「記憶」「意欲」「計算」「想像」などの高度な脳の活動のことです。

認知機能をつかさどっているのは、脳の前のほうにある前頭葉の「前頭前野」という領域です。前頭前野は、いわば「脳の司令塔」。人間らしく社会生活を送るうえでは、欠かせない要所なのです。

ところが、加齢とともに前頭前野は衰え、認知機能も低下。認知機能が落ちると、記憶力や注意力、思考力、判断力が弱まります。物忘れやうっかりミスが多くなり、生活の質の低下にもつながるのです。

認知機能を維持するためには、前頭前野の働きを保つことが重要です。前頭前野の活性度は、「NIRS（近赤外分光分析法）」という方法で調べることができます。

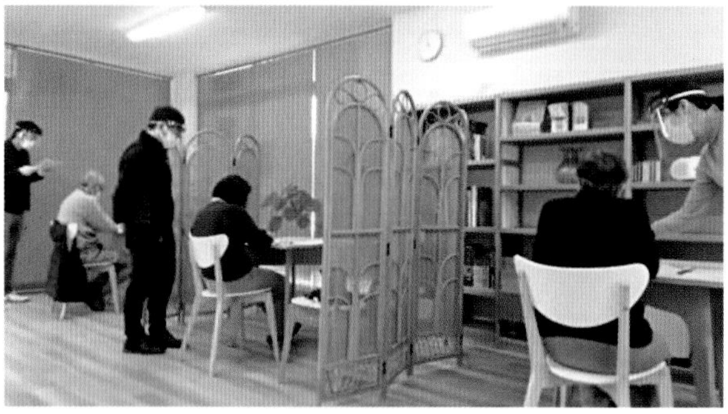

脳ドリルの試験のようす

NIRSとは、太陽光にも含まれる近赤外光を使った安全な検査方法です。簡単に説明すると、近赤外光を当てることで、前頭前野の血流を測定できます。前頭前野の血流が増えていれば、脳が活性化している証拠。逆に血流が変わらなければ、活性化はしていません。

脳が活性化するしくみ

文字や数字の問題を素早く解く

▼

脳の血流が高まり、
脳の司令塔（前頭前野）が活性化

▼

しっかり働く脳になり、
物忘れやうっかりミスも減る!

脳ドリルの実践中に脳の血流が増えた

そこで、本書の脳ドリルが前頭前野を活性化するのか、NIRSを使って調べてみました。試験は2020年12月、新型コロナウイルスの感染対策を十分に行ったうえで実施。対象者は60～70代の男女40人です。全員、脳出血や脳梗塞（こうそく）など、脳の病気の既往症はありません。

出題したドリルは「漢字系」「計算系」「言葉系」「論理系」「知識系」「記憶系」「変わり系」の７系統で、計33種類。ドリルはどれも楽しく解けるものばかりです。例えば、「漢字系」の「二字熟語クロス」（26㌻に掲載）は、熟

脳活動時系列波形

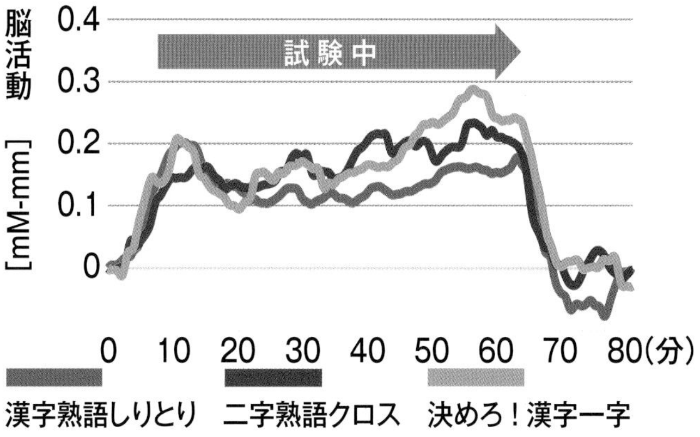

出典：漢字系脳ドリルの脳活動「脳血流量を活用した脳トレドリルの評価」より

トポグラフィ画像（脳血流測定）

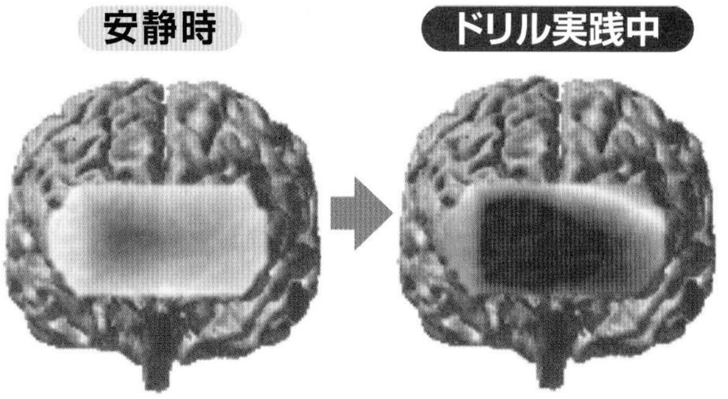

ドリルを実践する前の前頭前野の血流

赤い部分は脳の血流を表している。ドリルの試験中に血流が向上した

語を使ったクロスワードパズル。上下左右にある漢字と組み合わせて、二字熟語を４つ作れる漢字をヒントの中から選びます。

「計算系」の「ひらがな計算」は、「にたすろくたすいちひくごたすさん」というように、計算式がひらがなで書かれています。頭の中でひらがなを数字に変換するさい、勘違いすることがあるかもしれませんが、楽しく実践できます。

楽しいだけでなく、効果が高いこともわかりました。

試験では１人当たり15種類のドリルを解いてもらいました。NIRSを使い、脳ドリルを行っているときの脳の血流を調べたところ、安静時と比べて、33種類のすべてのドリルにおいて、脳の血流がアップ。そのうち27種は顕著に血流が増加していました。

この試験結果から、脳ドリルを解いているときは前頭前野が活性化していることが確認されたのです。続ければ思考力や判断力、記憶力、計算力といった認知機能が向上することも、十分期待できるといえるでしょう。

また、正確に答えるよりも、より多くの問題に取り組むことも重要です。たとえ間違っていても、素早く答えていくことで脳の血流は増加し、前頭前野も活性化するのです。

注意してほしいのは、脳ドリルであれば、どんなものでも前頭前野が刺激されるわけではない、ということ。

つまらなかったり、難しかったりすると、脳にいい刺激が伝わらず、血流が促進するどころか、滞ってしまうこともあるのです。

ドリル種類別の脳活動

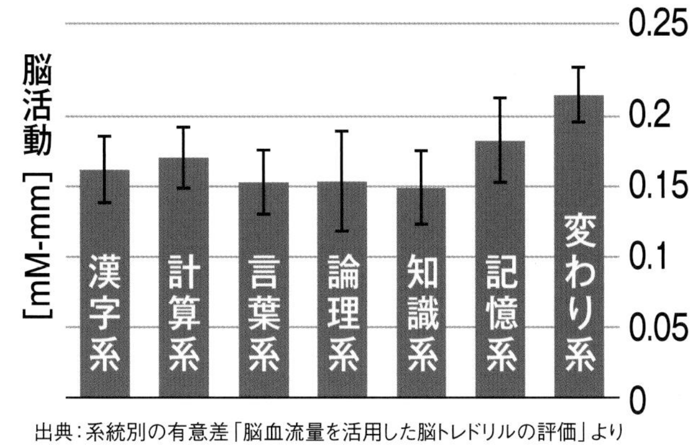

出典：系統別の有意差「脳血流量を活用した脳トレドリルの評価」より

毎日行うことで脳の認知機能は向上

本書には、試験で検証したものと同種の漢字パズルを収録しています。実際にやってみるとわかると思いますが、バラエティに富み、楽しく解ける問題ばかりです。

漢字パズルを毎日、1ヵ月間にわたって取り組むことで、さらなる前頭前野の活性化が期待できます。認知機能は向上して、物忘れやうっかりミスは減り、認知症や軽度認知障害（MCI）の予防にも役立つ可能性があります。

漢字パズルを毎日行えば
記憶力・思考力が向上して脳の力はぐんぐん高まります

人間は加齢とともに脳が衰えていく

人間の脳は体と同様、加齢とともに衰えていきます。物忘れが多くなったり、注意力が散漫になったりして、脳の認知機能が低下してくるのです。

自分では脳はまだ大丈夫なつもりでも、日常生活の中で「なんだっけ？」「しまった！」という経験が多くなってきたら要注意。脳の認知機能が衰えてきた証拠です。

認知機能だけでなく、脳の衰えは心にも影響を及ぼします。やる気が出なくなり、新しいことに対する興味もわいてきません。急に怒り出したり、泣き出したりするなど、感情のコントロールも困難になってくるのです。

厚生労働省によると、2012年の時点で「認知症」と、その予備群とされる「軽度認知障害（MCI＝Mild Cognitive Impairment）」を合わせた総数は862万人。実に65歳以上の4人に1人という割合でした。

MCIは、脳が正常な状態と認知症の中間にある段階です。同じ質問や会話をくり返すなどの記憶障害が認められるものの、日常生活には支障をきたしません。

ところが、MCIを放置すると、年間10〜15％の割合で認知症へと移行するという報告があります。そのため、MCIは認知症の予備群であると考えられているのです。

前頭前野を鍛えると認知機能が高まる

脳の健康を維持するには、認知症を発症する前の対策が大切。MCIや加齢による物忘れの段階であれば、脳の元気を取り戻すことも不可能ではありません。

そのためには、脳を鍛えて認知機能を向上させることが重要。脳は体と同じで、いくつになっても鍛えることができるのです。

人間の脳は「大脳」「脳幹」「小脳」の３つ

●認知症患者の年代別割合

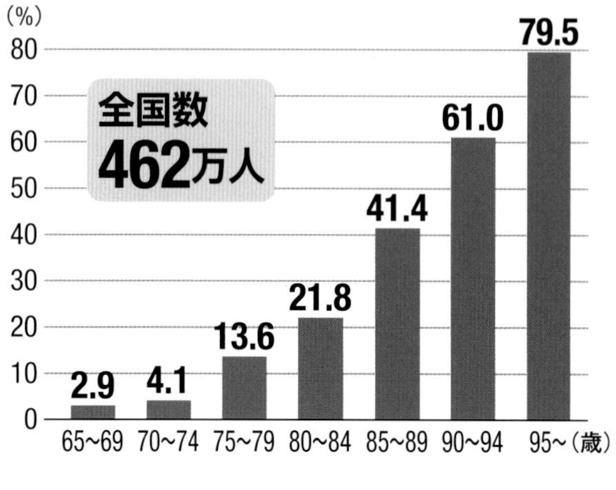

出典：厚生労働省研究班推計（2013年）

●20年後には4人に1人が認知症に

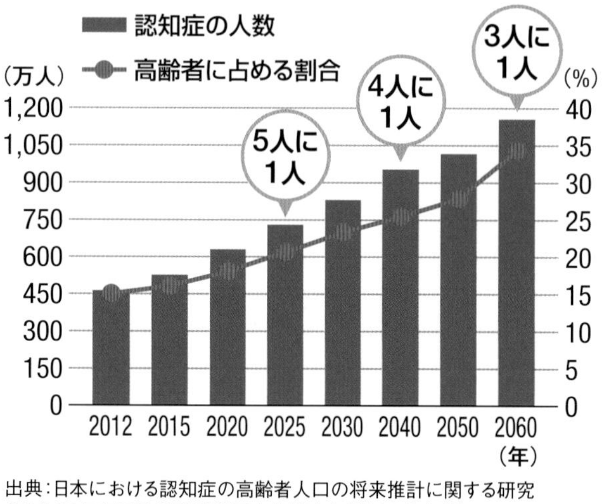

出典：日本における認知症の高齢者人口の将来推計に関する研究（平成26年度厚生労働科学研究費補助金特別研究事業）

前頭前野の働き

大脳の約30%を占め、いわば「脳の司令塔」ともいえる領域。
「考える」「記憶する」「感情をコントロールする」「判断する」など、人間が人間らしくあるために最も欠かせない部分といえる。
前頭前野が衰えると、物忘れが増え、うっかりミスなど注意力や判断力が低下するほか、感情的になったり、やる気が低下したりする。

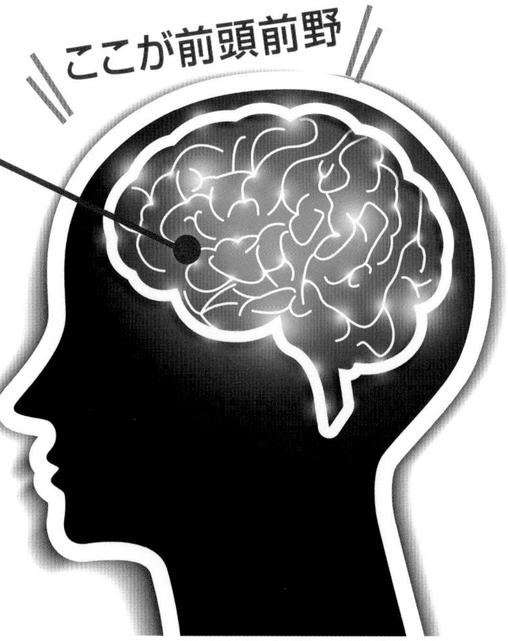

に大きく分かれています。そのうち約80%を占めるのが大脳です。

大脳は、思考や判断・行動をつかさどる「前頭葉」、視覚をつかさどる「後頭葉」、知覚や感覚をつかさどる「頭頂葉」、聴覚や記憶をつかさどる「側頭葉」の4つの部分に大別できます。その中で最も重要な働きをしているのが、前頭葉の大部分を占める「前頭前野」です。

前頭前野は「考える」「記憶する」「判断する」「行動や感情をコントロールする」「人とコミュニケーションをとる」など、人間にとって重要な働きを担っています。まさに、人間らしく生きるために最も必要な部位なのです。

衰えた脳をしっかりと働く脳へとギアチェンジするためには、前頭前野を鍛えることがポイントです。年齢に関係なく脳トレーニング（以下、脳トレ）を行うことによって前頭前野が鍛えられ、脳の認知機能が向上することが科学的に証明されているのです。

やる気がわき、興味や関心もアップする

最新の脳科学では、簡単な文字や数字を扱う問題を速く解くことが、脳の前頭前野の活性化に有効であることが確かめられています。

さらに、脳トレで自分の限界と思える速度で、できるだけ速く解きつづけていくと脳の血流が促進し、前頭前野の働きがアップ。頭の回転が速くなるなど、脳の認知機能が高まっていくのです。

一方で、テレビやパソコン、スマートフォンなどに触れているときは、前頭前野はほとんど使われていないこともわかっています。

例えば、パソコンなどで文章を作成する場合、仮名を入力すれば漢字の候補が自動的に出てきます。手書きのように自分で漢字を思い出す必要がなく、前頭前野もあまり使われないのです。

また、物事に取り組み、「つまらない」「わからない」と感じているときは脳の血流は減少します。楽しみながら簡単にできることを行うのが、脳トレのコツです。

脳トレの効果は頭の回転が速くなって計算力が上がったり、物忘れや注意力が改善したりするだけではありません。

感情を上手にコントロールできるようになり、対人面でも好影響が出てきます。やる気が出てきて、新しいことに対する興味や関心もアップするでしょう。

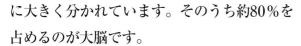

毎日脳活スペシャル 漢字脳活ひらめきパズルの効果を高めるポイント

ポイント1 毎日続けることが大切

「継続は力なり」という言葉がありますが、漢字パズルは毎日実践することで、脳が活性化していきます。2〜3日に1度など、たまにやる程度では効果は現れません。また、続けていても途中でやめると、せっかく若返った脳がもとに戻ってしまいます。毎日の日課として、習慣化するのが、脳を元気にするコツだと心得てください。

ポイント2 1日2ページ、朝食後の午前中に

1日のうちで脳が最も働くのが午前中です。できるかぎり、午前中に取り組みましょう。一度に多くの漢字ドリルをやる必要はなく、1日2㌻でOK。短い時間で集中して全力を出し切ることで、脳の機能は向上していくのです。また、空腹の状態では、脳はエネルギー不足。朝ご飯をしっかり食べてから行いましょう。

ポイント3 できるかぎり静かな環境で

静かな環境で取り組むことがポイントです。集中しやすく、脳の働きもよくなります。テレビを見ながらや、ラジオや音楽を聴きながらやっても、集中できずに脳を鍛えられないことがわかっています。周囲が騒がしくて気が散る場合は、耳栓を使うといいでしょう。

ポイント4 制限時間を設けるなど目標を決めて取り組む

目標を決めると、やる気が出てきます。本書では、年代別に制限時間を設けていますが、それより少し短いタイムを目標にするのもいいでしょう。解く速度を落とさずに、正解率を高めていくのもおすすめです。1ヵ月間連続して実践するのも、立派な目標です。目標を達成したら、自分にご褒美をあげると、さらに意欲も出てきます。

ポイント5 家族や友人といっしょに実践する

家族や友人といっしょに取り組むのもおすすめです。競争するなどゲーム感覚で実践すると、さらに楽しくなるはずです。何よりも、「脳を鍛える」という同じ目的を持つ仲間と実践することは、とてもやりがいがあります。漢字ドリルの後、お茶でも飲みながらコミュニケーションを取ることも、脳の若返りに役立つはずです。

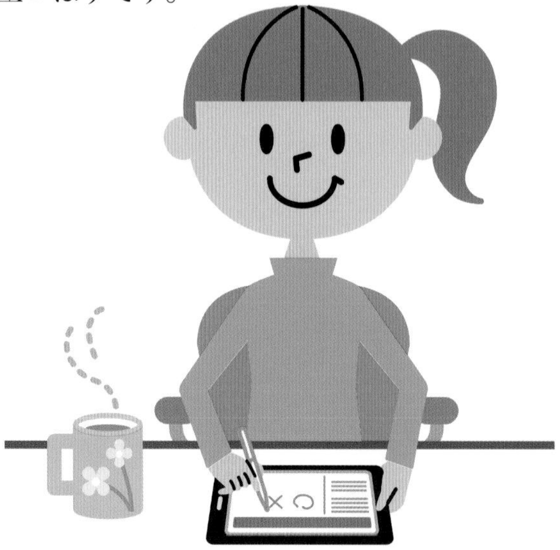

とにかく楽しい厳選問題！

大人気脳トレ「漢字パズル」15

記憶力・認知力アップ

問題を手がかりに一時的に覚える「短期記憶」と子供のころに習った漢字など「思い出す力」を鍛えます。

1・16日目 **当て字関連つなぎ**
5・20日目 **熟語ハニカム迷路**
7・22日目 **反対語発見クイズ**
12・27日目 **誤字正しドリル**
13・28日目 **並べ替え熟語探し**

誤字正しドリル

❶ 製限時間が３分の問題です。
誤 ▶ 正

❻ 明日の金曜日は呪日で３連休だ。
誤 ▶ 正

❷ 市民から反発されるのは必死だ。
誤 ▶ 正

❼ 思い返せば幸副な学生時代だった。
誤 ▶ 正

注意力・集中力アップ

指示どおりの文字を探したり、浮かび上がった図形から文字を読み取ったりするなど、注意力・集中力が磨かれます。

3・18日目 **数字つなぎ三字熟語**
9・24日目 **四字熟語推理クロス**
14・29日目 **二字熟語足し算**

二字熟語足し算

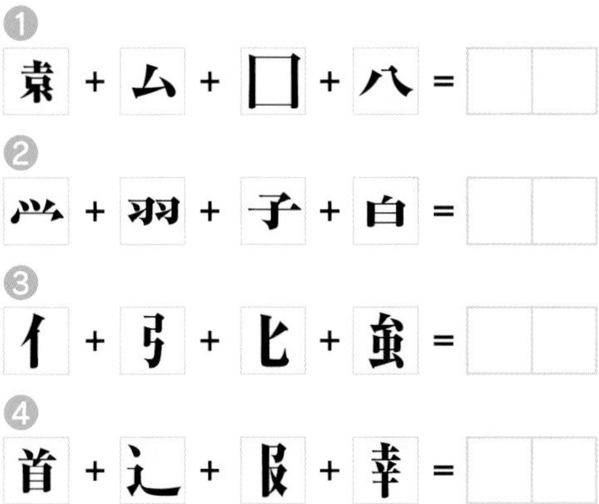

直感力アップ

知識や経験を総動員して、素早く決断を下したり行動に移したりする力が身につきます。

6・21日目 **漢字推理ドリル**
8・23日目 **漢字結び四字熟語**
11・26日目 **ひらめき二字熟語**
15・30日目 **漢字ジグザグクロス**

漢字ジグザグクロス

❶

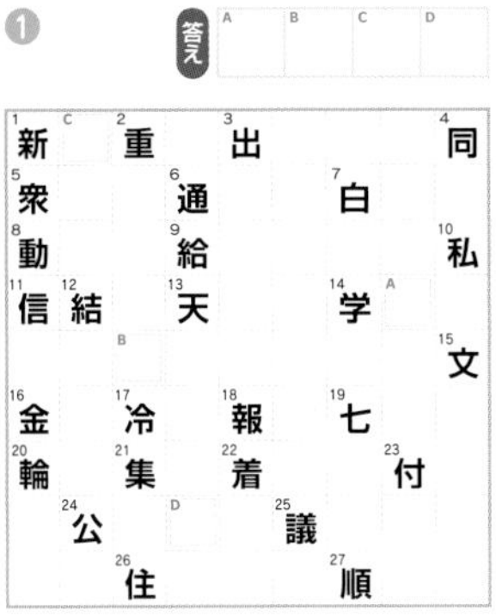

リスト

1 新成人	15 文化祭
2 重役出勤	16 金輪際
3 出刃包丁	17 冷静沈着
4 同床異夢	18 報告書
5 衆人環視	19 七変化
6 通勤手当	20 輪転機
7 白昼夢	21 集団就職
8 動体視力	22 着脱自在
9 給食当番	23 付和雷同
10 私立大学	24 公団住宅
11 信用金庫	25 議事録
12 結婚願望	26 住所録
13 天気予報	27 順不同
14 学位論文	

思考力・想起力アップ

論理的に考える問題や推理しながら答えを導く問題で、考える力を磨き、頭の回転力アップが期待できます。

2・17日目 **二字熟語クロス**
4・19日目 **漢字熟語しりとり**
10・25日目 **同音異義語セレクト**

二字熟語クロス

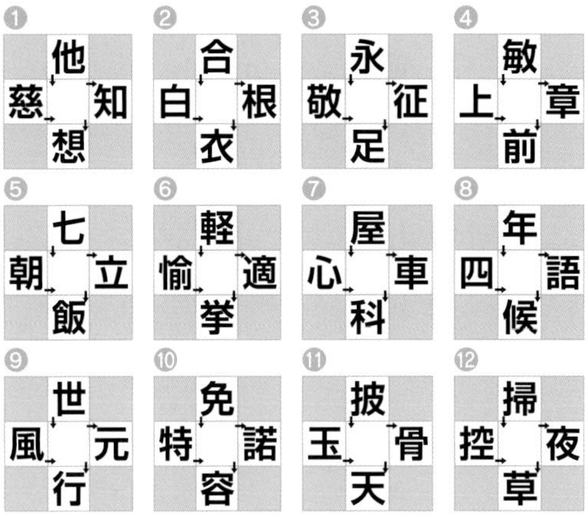

1日目 当て字関連つなぎ

実践日
月　日

難易度5★★★★★

各問、食品名・スポーツ名などテーマに沿った①～③の言葉が当て字漢字や難読漢字・中国語漢字で記されています。漢字から読み方や意味を推測し、Ⓐ～Ⓒの中で最も関連が深い言葉を選んでください。

❶ 食品名

①調味汁　Ⓐ牛
②乾酪　Ⓑサラダ
③麺麻　Ⓒラーメン

①　②　③

❷ 飲料名

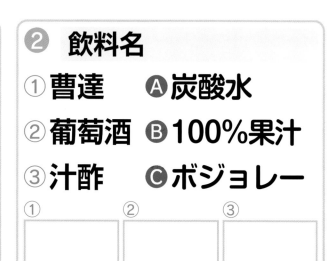

①曹達　Ⓐ炭酸水
②葡萄酒　Ⓑ100%果汁
③汁酢　Ⓒボジョレー

①　②　③

❸ 日用品名

①海綿　Ⓐ水やり
②蛇管　Ⓑペン
③筆記本　Ⓒ洗剤

①　②　③

❹ スポーツ名

①蹴球　Ⓐホール
②庭球　Ⓑシュート
③打球　Ⓒラケット

①　②　③

❺ 動物名

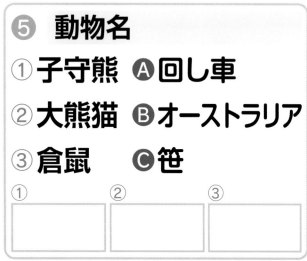

①子守熊　Ⓐ回し車
②大熊猫　Ⓑオーストラリア
③倉鼠　Ⓒ笹

①　②　③

❻ 国名

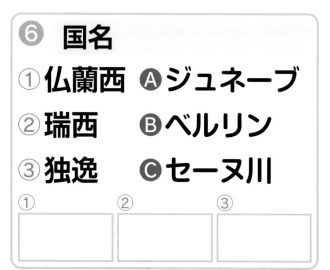

①仏蘭西　Ⓐジュネーブ
②瑞西　Ⓑベルリン
③独逸　Ⓒセーヌ川

①　②　③

解答
❶①Ⓑ・ドレッシング②Ⓐ・チーズ③Ⓒ・メンマ、❷①Ⓐ・ソーダ②Ⓒ・ワイン③Ⓑ・ジュース、
❸①Ⓒ・スポンジ②Ⓐ・ホース③Ⓑ・ノート、❹①Ⓑ・サッカー②Ⓒ・テニス③Ⓐ・ゴルフ、
❺①Ⓑ・コアラ②Ⓒ・ジャイアントパンダ③Ⓐ・ハムスター、❻①Ⓒ・フランス②Ⓐ・スイス③Ⓑ・ドイツ

脳活ポイント

認識力と記憶力が鋭く活性化する

個々の漢字の意味からどのようなものかを認識して、覚えている関連した単語を記憶から探します。読み方も考えてみましょう。ハッと思い当たる瞬間が多いほど、脳が鋭く活性化されています。

目標時間

50代まで	60代	70代以上
25分	30分	45分

正答数　　／12問

かかった時間　　分

⑦ 昆虫名

①鍬形虫　Ⓐ大きな角

②甲虫　Ⓑ害虫

③百足　Ⓒ大きなアゴ

①［　］②［　］③［　］

⑧ 果物名

①万寿果　Ⓐ猿

②香蕉　Ⓑパパイン酵素

③蜜柑　Ⓒ酸味

①［　］②［　］③［　］

⑨ 植物名

①覇王樹　Ⓐ多肉植物

②紫陽花　Ⓑスギナ

③土筆　Ⓒ六月

①［　］②［　］③［　］

⑩ 遊び道具名

①独楽　Ⓐ回転

②歌留多　Ⓑ公園

③鞦韆　Ⓒ札

①［　］②［　］③［　］

⑪ 食品名

①牛酪　Ⓐ豆

②扁桃　Ⓑ豚

③叉焼　Ⓒ牧場

①［　］②［　］③［　］

⑫ 日用品名

①七曜表　Ⓐ掃除

②火斗　Ⓑシャツ

③束子　Ⓒ予定

①［　］②［　］③［　］

解答　⑦①Ⓒ・クワガタムシ②Ⓐ・カブトムシ③Ⓑ・ムカデ、⑧①Ⓑ・パパイア②Ⓐ・バナナ③Ⓒ・ミカン、⑨①Ⓐ・サボテン②Ⓒ・アジサイ③Ⓑ・ツクシ、⑩①Ⓐ・コマ②Ⓒ・カルタ③Ⓑ・ブランコ、⑪①Ⓒ・バター②Ⓐ・アーモンド③Ⓑ・チャーシュー、⑫①Ⓒ・カレンダー②Ⓑ・アイロン③Ⓐ・タワシ

2 日目 二字熟語クロス

実践日

月　　日

難易度 4 ★★★★☆

下のリストから、上下左右にある漢字と組み合わせて二字熟語を４つ作れる漢字を選び、中央のマスに記入します。ページごとに16問すべて解いたら、リストに残った４字の漢字から四字熟語を作ってください。

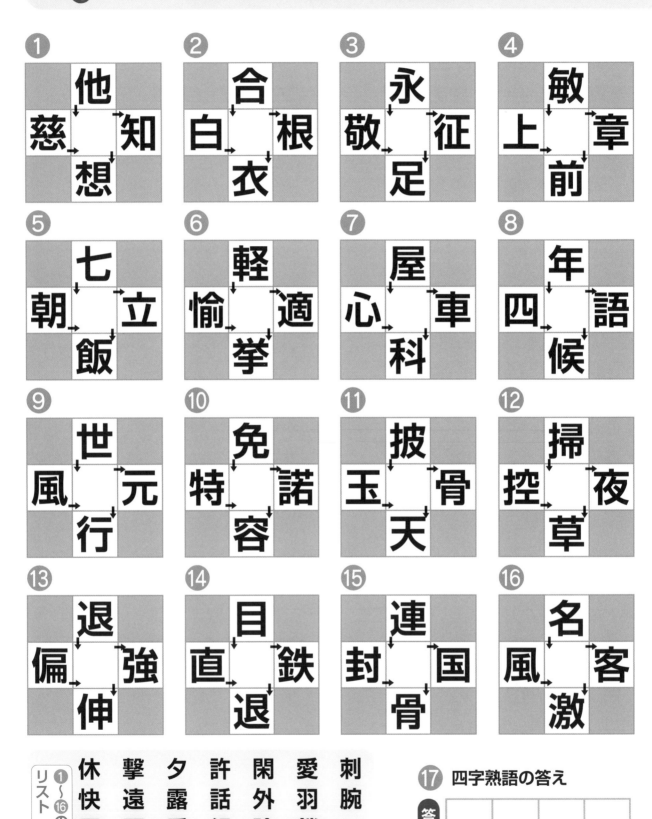

①

	他	
慈		知
	想	

②

	合	
白		根
	衣	

③

	永	
敬		征
	足	

④

	敏	
上		章
	前	

⑤

	七	
朝		立
	飯	

⑥

	軽	
愉		適
	挙	

⑦

	屋	
心		車
	科	

⑧

	年	
四		語
	候	

⑨

	世	
風		元
	行	

⑩

	免	
特		諾
	容	

⑪

	披	
玉		骨
	天	

⑫

	掃	
控		夜
	草	

⑬

	退	
偏		強
	伸	

⑭

	目	
直		鉄
	退	

⑮

	連	
封		国
	骨	

⑯

	名	
風		客
	激	

①～⑯のリスト

休	撃	夕	許	閑	愛	刺
快	遠	露	話	外	羽	腕
屈	題	季	紀	除	鎖	

⑰ 四字熟語の答え

答え

解答

①愛、②羽、③遠、④腕、⑤夕、⑥快、⑦外、⑧季、⑨紀、⑩許、⑪露、⑫除、⑬屈、⑭撃、⑮鎖、⑯刺、⑰＜四字熟語の答え＞閑話休題

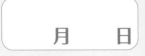

脳活ポイント

思考力と想起力を磨く！

４つの二字熟語に共通する漢字を探すのに必要な思考力や想像力・洞察力や、漢字を思い出す想起力が養われると考えられます。また、漢字力や語彙力を向上させる効果も期待できるでしょう。

目標時間

50代まで	60代	70代以上
25分	35分	45分

正答数　　　／34問

かかった時間　　　分

⑱

	鼓	
演		台
	妓	

⑲

	会	
希		放
	明	

⑳

	長	
毒		口
	足	

㉑

	補	
均		数
	備	

㉒

	相	
水		格
	悪	

㉓

	指	
意		表
	鑑	

㉔

	斬	
維		手
	聞	

㉕

	音	
景		気
	紙	

㉖

	失	
氏		経
	楽	

㉗

	気	
身		率
	傷	

㉘

	単	
清		愛
	金	

㉙

	恐	
凝		小
	図	

㉚

	万	
遠		門
	鳥	

㉛

	米	
喜		齢
	司	

㉜

	無	
下		作
	賃	

㉝

	細	
愁		唾
	間	

⑱～㉝のリスト

新	軽	蛇	石	性	寿	色
縮	舞	整	駄	釈	神	見
図	山	眉	純	雷	銀	

㉞ 四字熟語の答え

答え

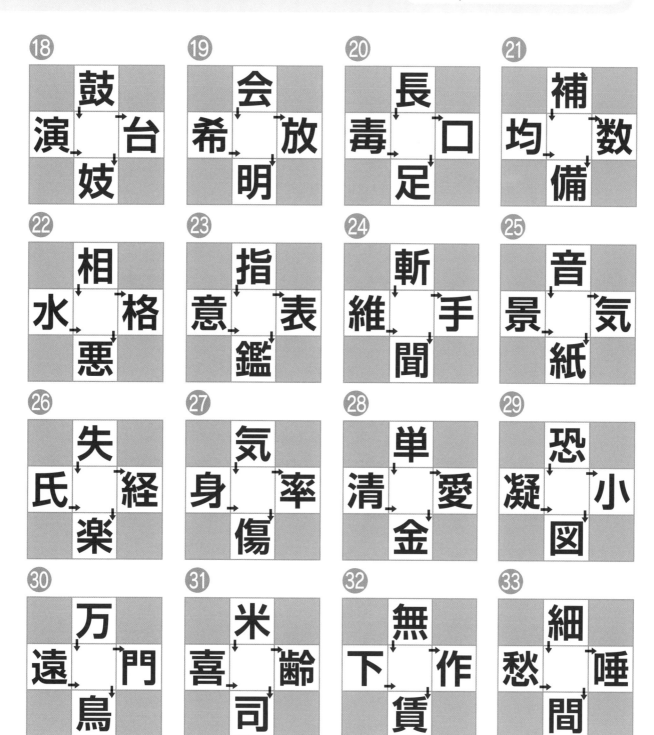

解答 ⑱舞、⑲釈、⑳蛇、㉑整、㉒性、㉓図、㉔新、㉕色、㉖神、㉗軽、㉘純、㉙縮、㉚雷、㉛寿、㉜駄、㉝眉、㉞<四字熟語の答え>石見銀山

3 日目

数字つなぎ三字熟語

実践日

月　　日

難易度③★★★☆☆

１の★印から２の●印、３の●印というように各数字の印を順序よく線でつなぐと現れる３文字の漢字を使ってできる熟語を答えてください。最後の数字の印は☆です。最後まで線を引かなくても答えは導けます。

❶

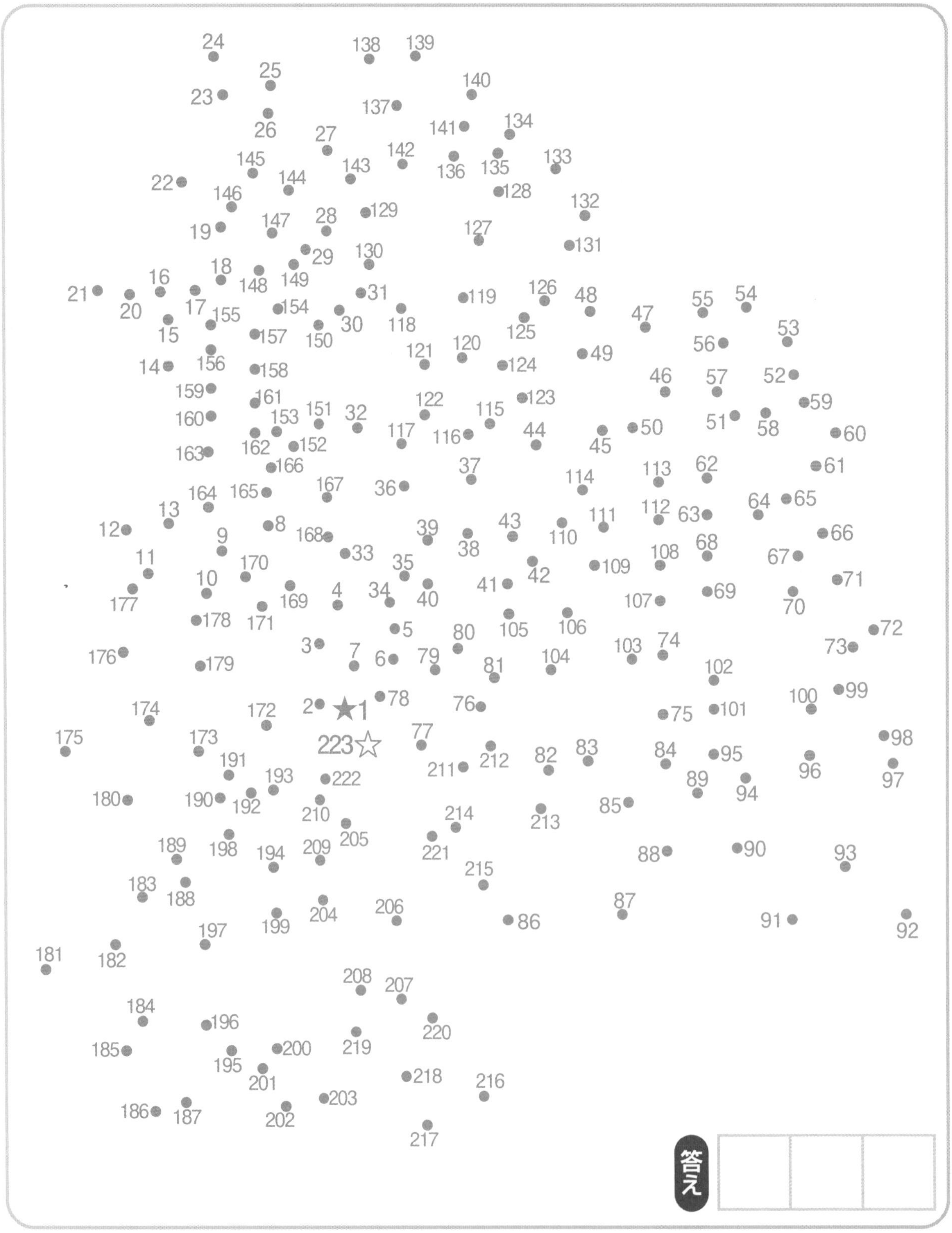

脳活ポイント

見る力を磨き脳が活性

浮かび上がった図形から漢字を読み取り、三字熟語が何かを答えることで、脳の「見る力」の訓練にもなります。また、点を1から順につなげるため、注意力や集中力も鍛えられます。

目標時間

50代まで	60代	70代以上
15分	30分	40分

正答数　／2問

かかった時間　分

❷

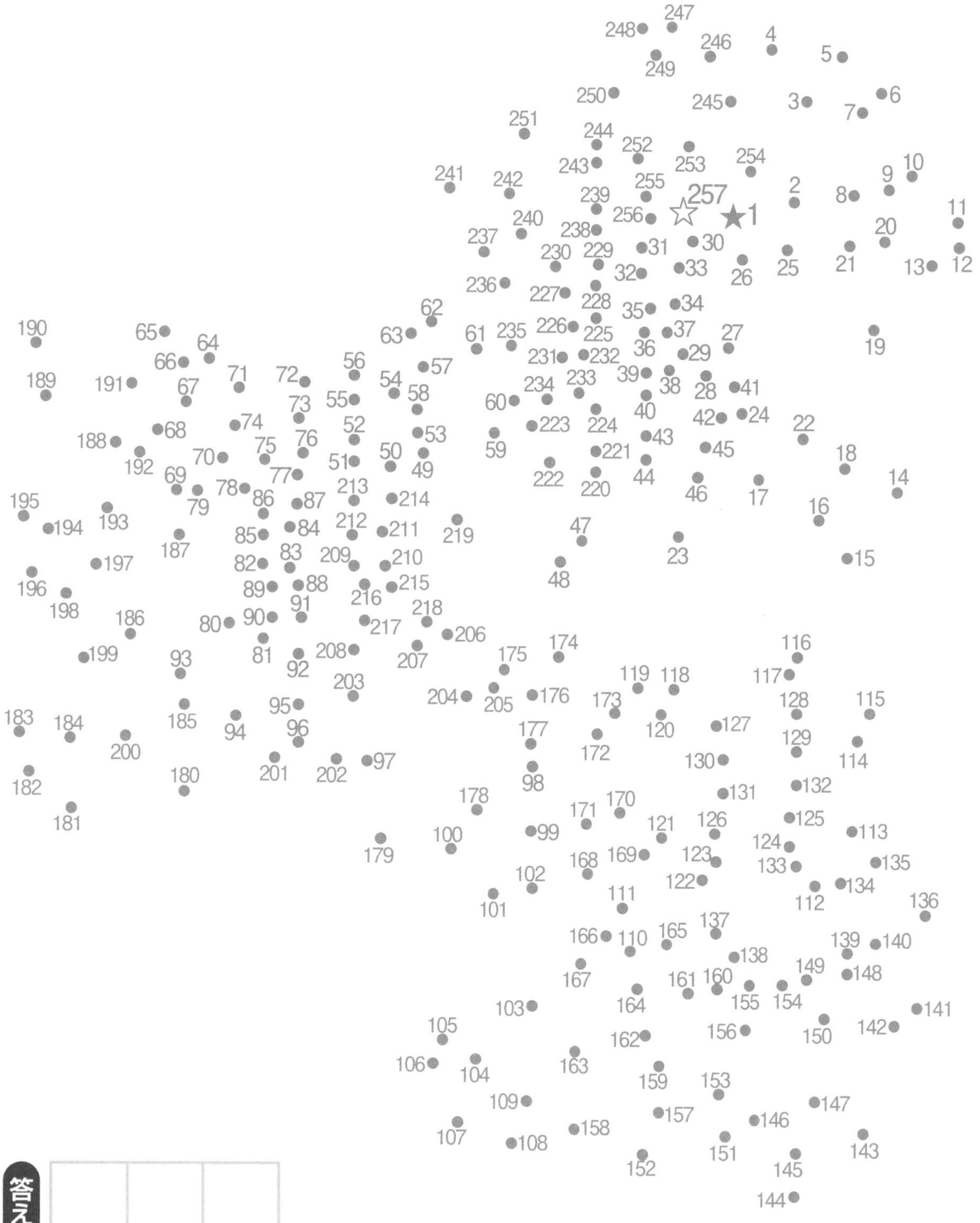

答え

※解答は84ﾍﾟｰｼﾞをご覧ください

4日目 漢字熟語しりとり

実践日

月　日

難易度4★★★★☆

7つの漢字を使い、二字熟語をしりとりで作ります。できた二字熟語の右側の漢字が、次の二字熟語の左側の漢字になります。答えの最初と最後の漢字は1度しか使いません。うまくつながるように埋めてください。

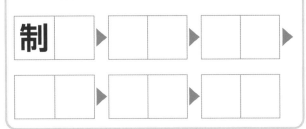

❶ 固 裁 名 判 有 制 断

制□ ▶ □□ ▶ □□ ▶
□□ ▶ □□ ▶ □□

❷ 製 堂 子 縫 殿 菓 宮

縫□ ▶ □□ ▶ □□ ▶
□□ ▶ □□ ▶ □□

❸ 教 伝 実 説 師 駅 事

駅□ ▶ □□ ▶ □□ ▶
□□ ▶ □□ ▶ □□

❹ 幕 的 明 黒 末 暗 端

明□ ▶ □□ ▶ □□ ▶
□□ ▶ □□ ▶ □□

❺ 給 防 新 油 斬 脂 月

□□ ▶ □□ ▶ 月□ ▶
□□ ▶ □□ ▶ □□

❻ 横 量 土 声 器 産 領

□□ ▶ □□ ▶ 土□ ▶
□□ ▶ □□ ▶ □□

❼ 主 望 地 外 役 大 人

□□ ▶ □□ ▶ 主□ ▶
□□ ▶ □□ ▶ □□

❽ 品 安 部 治 差 全 格

□□ ▶ □□ ▶ 全□ ▶
□□ ▶ □□ ▶ □□

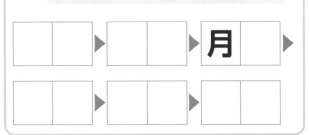

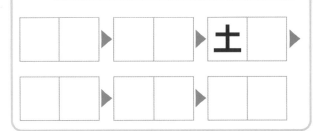

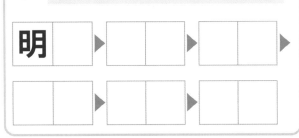

解答
❶制裁→裁判→判断→断固→固有→有名、❷縫製→製菓→菓子→子宮→宮殿→殿堂、
❸駅伝→伝説→説教→教師→師事→事実、❹明暗→暗黒→黒幕→幕末→末端→端的、
❺斬新→新月→月給→給油→油脂→脂肪、❻横領→領土→土器→器量→量産→産声、
❼大地→地主→主役→役人→人望→望外、❽治安→安全→全部→部品→品格→格差

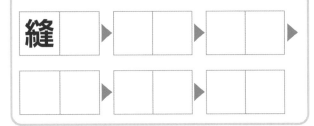

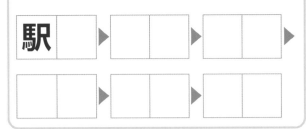

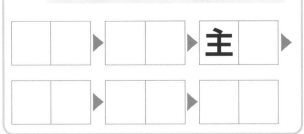

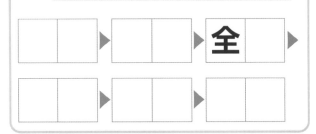

脳活ポイント

言語中枢を一段と磨く!

熟語をしりとりのようにつなげて並べることで、言語中枢である側頭葉を活性化させる効果が期待できます。また、想起力と洞察力、情報処理力も大いに鍛えられます。

目標時間

50代まで	60代	70代以上
30分	45分	60分

正答数 ／16問　かかった時間 分

⑨ 苦 点 勤 節 出 労 句

出□ ▶ □□ ▶ □□ ▶
□□ ▶ □□ ▶ □□

⑩ 手 乱 首 挙 輪 混 暴

混□ ▶ □□ ▶ □□ ▶
□□ ▶ □□ ▶ □□

⑪ 去 袋 開 寝 過 就 通

開□ ▶ □□ ▶ □□ ▶
□□ ▶ □□ ▶ □□

⑫ 代 罪 況 現 謝 状 再

再□ ▶ □□ ▶ □□ ▶
□□ ▶ □□ ▶ □□

⑬ 樹 悪 性 海 中 女 夢

□□ ▶ □□ ▶ 女□ ▶
□□ ▶ □□ ▶ □□

⑭ 独 昼 室 自 単 寝 白

□□ ▶ □□ ▶ 自□ ▶
□□ ▶ □□ ▶ □□

⑮ 命 勢 説 駆 運 力 使

□□ ▶ □□ ▶ 命□ ▶
□□ ▶ □□ ▶ □□

⑯ 交 茶 譜 道 親 番 楽

□□ ▶ □□ ▶ 番□ ▶
□□ ▶ □□ ▶ □□

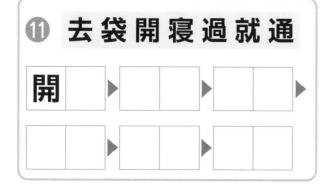

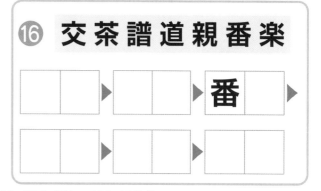

解答
⑨出勤→勤労→労苦→苦節→節句→句点、⑩混乱→乱暴→暴挙→挙手→手首→首輪、
⑪開通→通過→過去→去就→就寝→寝袋、⑫再現→現代→代謝→謝罪→罪状→状況、
⑬樹海→海女→女性→性悪→悪夢→夢中、⑭単独→独自→自白→白昼→昼寝→寝室、
⑮駆使→使命→命運→運勢→勢力→力説、⑯親交→交番→番茶→茶道→道楽→楽譜

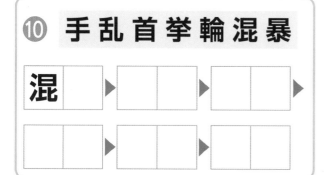

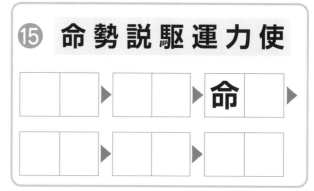

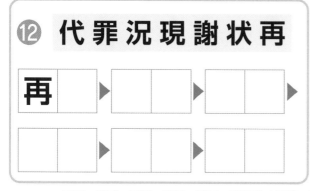

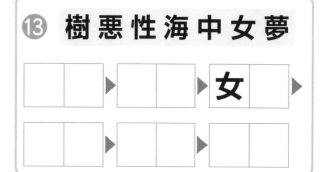

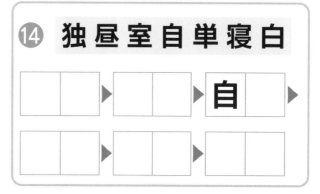

5日目 熟語ハニカム迷路

実践日
月　日

難易度③★★★☆☆

Ⓐと Ⓑの六角形のマスに入った漢字を使い、接するマスの漢字で二字熟語を作りながらスタートからゴールをめざします。ⒶとⒷには通らないマスが１つずつあるので、その漢字で二字熟語を作ってください。

●例題

答え □□

ⒶとⒷの問題は、ハニカム形（六角形）のマスに漢字が入ったもの。スタートのマスから隣接するいずれかの漢字に進み、Ⓐなら才能→能楽→楽曲のように前後が共通する漢字をしりとりのようにたどってゴールをめざす。ただし、ⒶとⒷには通るとゴールできないマスが１つずつあり、その２つの漢字で作る二字熟語が解答となる。

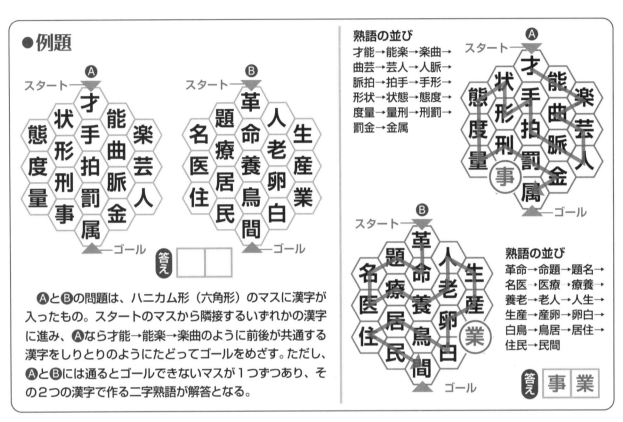

熟語の並び
才能→能楽→楽曲→曲芸→芸人→人脈→脈拍→拍手→手形→形状→状態→態度→度量→量刑→刑罰→罰金→金属

熟語の並び
革命→命題→題名→名医→医療→療養→養老→老人→人生→生産→産卵→卵白→白鳥→鳥居→居住→住民→民間

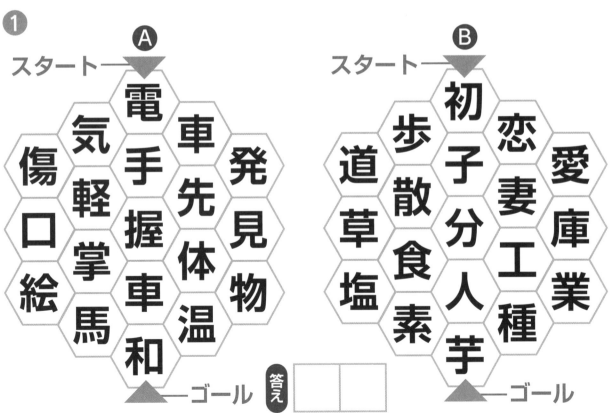

答え 事業

①

答え □□

脳活ポイント

側頭葉ががぜん活性化！

ハニカム形（六角形）のマスの漢字をしりとりのようにたどるため、注意力の向上が期待できます。また、脳の言語中枢である側頭葉が活性化し、記憶力や想起力も大いに向上します。

目標時間

50代まで	60代	70代以上
20分	25分	30分

正答数　／3問　　かかった時間　分

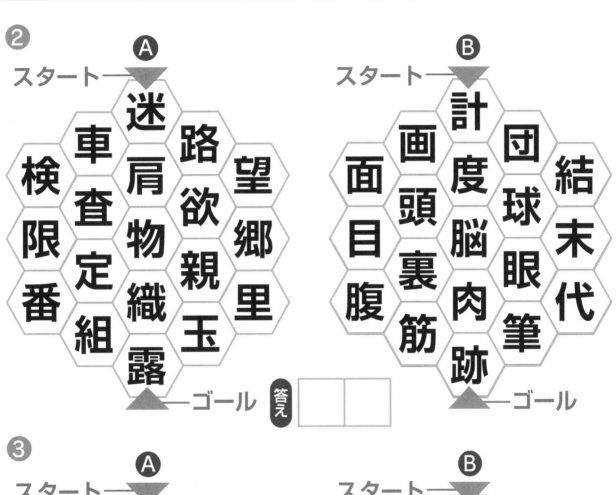

②

Ⓐ

スタート

迷

車　路

検　肩　望

査　欲

限　物　郷

定　親

番　織　里

組　玉

露

ゴール

Ⓑ

スタート

計

画　団

面　度　結

頭　球

目　脳　末

裏　眼

腹　肉　代

筋　筆

跡

ゴール

答え

③

Ⓐ

スタート

趣

話　業

操　味　種

情　本

作　見　子

心　油

家　絵　宝

来　石

客

ゴール

Ⓑ

スタート

税

脈　進

手　金　歩

拍　前

品　気　道

置　標

位　換　本

題　性

質

ゴール

答え

※解答は84ページをご覧ください

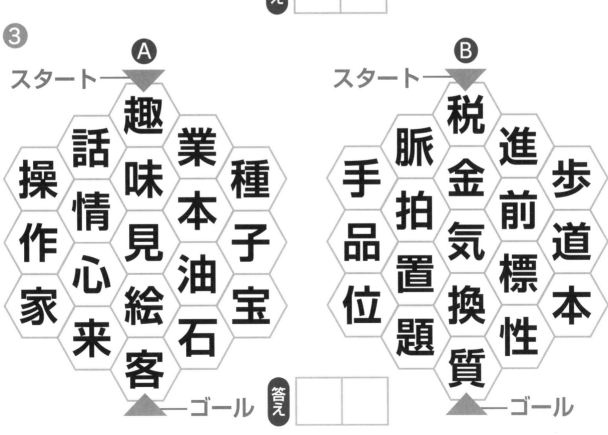

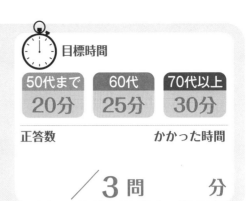

6 日目　漢字推理ドリル

実践日

月　日

難易度5★★★★★

各問、A～Hの各マスに漢字1字を入れ、それぞれ三字熟語か四字熟語にしてください。❶～❹各問の番号が同じマスには、同じ漢字が入ります。熟語が1つできるごとに正解とします。

❶

Ⓐ □①　私　□②　□③

ヒント　仕事とプライベート

Ⓑ □③　級　□④

ヒント　クラスメート

Ⓒ □④　□⑤　競　□⑥

ヒント　生き残るための戦い

Ⓓ □⑥　奪　□⑦

ヒント　物を賭けて競うこと

Ⓔ □⑧　□⑦　□⑨　闘

ヒント　苦しみながら努力すること

Ⓕ □⑩　□⑤　□⑩　栄

Ⓖ □⑩　□③　募　□⑪

Ⓗ □①　□⑩　□⑫　□⑪

❷

Ⓐ □①　骨　□②

ヒント　本来の姿

Ⓑ □③　□④　写　□①

ヒント　履歴書で必要な画像

Ⓒ 公　□④　□⑤　□⑥

ヒント　私心なく正しいこと

Ⓓ □⑥　□⑦　円

ヒント　芝居や小説の最後の場面

Ⓔ □⑧　致　□⑦　□⑨

ヒント　多くの人がまとまること

Ⓕ □⑧　□⑩　□⑧　退

Ⓖ □①　□⑪　究　□④

Ⓗ □⑧　□⑫　□⑪　□⑬

解答　❶Ⓐ公私混同、Ⓑ同級生、Ⓒ生存競争、Ⓓ争奪戦、Ⓔ悪戦苦闘、Ⓕ共存共栄、Ⓖ共同募金、Ⓗ公共料金
❷Ⓐ真骨頂、Ⓑ証明写真、Ⓒ公明正大、Ⓓ大団円、Ⓔ一致団結、Ⓕ一進一退、Ⓖ真相究明、Ⓗ一子相伝

脳活ポイント

直感力と推理力を鍛える

空欄に入る漢字をパズルのように推理するため、直感力や推理力、想起力が鍛えられます。また、言語をつかさどる側頭葉が活性化し、国語力や語彙力の鍛錬にも大いに役立つと考えられます。

目標時間

50代まで	60代	70代以上
20分	25分	30分

正答数　／32問　　かかった時間　分

③

Ⓐ 品①□②□③□
ヒント 考え方や行動が正しく、立派

Ⓑ 有④□⑤□①□
ヒント 口にしたことを成し遂げる

Ⓒ ⑥□④□壮⑦□
ヒント 物事をおおげさにいうこと

Ⓓ ④□①□⑧□致
ヒント 行動と発言に間違いがないこと

Ⓔ ①□雲⑨□⑩□
ヒント 自然に任せて行動する

Ⓕ ⑧□⑥□決⑪□

Ⓖ ⑫□鏡⑬□⑩□

Ⓗ ⑭□⑫□③□⑥□

④

Ⓐ ①□②□③□足
ヒント 自分の中ではOK！

Ⓑ ③□④□感
ヒント ご飯をたくさん食べたときの気持ち

Ⓒ ⑤□④□⑥□倒
ヒント 笑いがとまらない

Ⓓ ⑦□⑧□④□背
ヒント 心の中で反抗すること

Ⓔ 真⑦□⑨□
ヒント 誠実な人

Ⓕ ⑦□⑨□躍⑩□

Ⓖ ⑪□⑫□⑪□憂

Ⓗ ⑫□⑬□③□⑦□

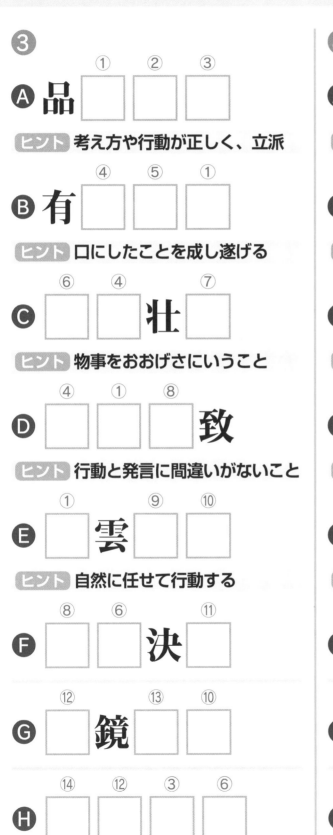

解答 ③Ⓐ品行方正、Ⓑ有言実行、Ⓒ大言壮語、Ⓓ言行一致、Ⓔ行雲流水、Ⓕ一大決心、Ⓖ明鏡止水、Ⓗ公明正大
④Ⓐ自己満足、Ⓑ満腹感、Ⓒ抱腹絶倒、Ⓓ面従腹背、Ⓔ真面目、Ⓕ面目躍如、Ⓖ一喜一憂、Ⓗ喜色満面

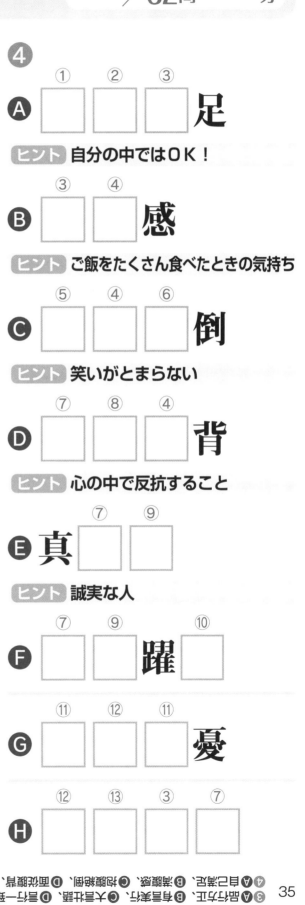

反対語発見クイズ

実践日

月　　日

難易度❸★★★☆☆

❶～❽に示した二字熟語の反対語をページ下のリストの漢字をすべて使って、右の解答欄に書いてください。なお、問題は8問ごとにAブロックからDブロックまで分かれています。

A

❶ 奥義 ▶ □□

❷ 空間 ▶ □□

❸ 仮名 ▶ □□

❹ 死去 ▶ □□

❺ 余寒 ▶ □□

❻ 侮辱 ▶ □□

❼ 他人 ▶ □□

❽ 公然 ▶ □□

Aのリスト

字　秘　誕　間　初　漢
歩　生　暑　尊　身　時
残　密　内　敬

B

❶ 謙虚 ▶ □□

❷ 募集 ▶ □□

❸ 空虚 ▶ □□

❹ 課税 ▶ □□

❺ 反応 ▶ □□

❻ 陳腐 ▶ □□

❼ 退却 ▶ □□

❽ 譜代 ▶ □□

Bのリスト

実　横　激　外　新　応
進　充　免　募　柄　斬
税　刺　様　撃

解答
A ❶初歩、❷時間、❸漢字、❹誕生、❺残暑、❻尊敬、❼身内、❽秘密
B ❶横柄、❷応募、❸充実、❹免税、❺刺激、❻斬新、❼進撃、❽外様

脳活ポイント

記憶力がよく鍛えられアレソレが解消

記憶している膨大な言葉のストックから反対語を探しだす作業で、記憶力がよく鍛えられます。探すときに言葉の意味を確認するので、認知力にも磨きがかかり、続ければ「アレソレ」がなくなります。

目標時間

50代まで	60代	70代以上
20分	30分	40分

正答数 ／32問

かかった時間 分

C

❶ 光明 ▶ □□

❷ 大家 ▶ □□

❸ 空前 ▶ □□

❹ 完全 ▶ □□

❺ 事実 ▶ □□

❻ 祖先 ▶ □□

❼ 本命 ▶ □□

❽ 脱退 ▶ □□

Cのリスト

如　虚　子　入　子　暗
絶　店　黒　孫　対　後
構　加　欠　抗

D

❶ 繁忙 ▶ □□

❷ 月夜 ▶ □□

❸ 現実 ▶ □□

❹ 起伏 ▶ □□

❺ 収入 ▶ □□

❻ 質疑 ▶ □□

❼ 釈放 ▶ □□

❽ 短命 ▶ □□

Dのリスト

散　長　答　逮　空　夜
寿　坦　闇　想　平　出
捕　閑　支　応

解答　C ❶暗黒、❷店子、❸絶後、❹欠如、❺虚構、❻子孫、❼対抗、❽加入
D ❶閑散、❷闇夜、❸空想、❹平坦、❺支出、❻応答、❼逮捕、❽長寿

8 日目 漢字結び四字熟語

実践日

月　日

難易度④★★★★☆

A～D群、E～H群の囲みの中にある漢字をそれぞれ1字ずつ、順に結びつけて、合計で24個の四字熟語を作ってください。A～D群、E～H群の漢字は1回ずつ、すべて用います。解答は順不同です。

A群		B群		C群		D群	
郷	国	険	中	植	新	禁	鎖
三	謹	葉	物	休	料	係	員
危	推	理	角	信	小	理	暇
食	空	土	給	分	厳	年	物
背	観	会	後	連	関	説	規
土	有	賀	足	定	議	号	解

	A群	B群	C群	D群
❶				
❷				
❸				
❹				
❺				
❻				

	A群	B群	C群	D群
❼				
❽				
❾				
❿				
⓫				
⓬				

解答 ❶～⓬郷土料理・三角定規・危険信号・食物連鎖・背後関係・土足厳禁・国会議員・謹賀新年・推理小説・空中分解・観葉植物・有給休暇

脳活ポイント

ひらめきと直感力が磨かれる

漢字一つひとつを見ると、さまざまな熟語が浮かんでくると思いますが、それぞれを関連付けて熟語にするには、ひらめきが不可欠です。パッと見てどれとどれが結びつきそうか、直感力を磨きましょう。

目標時間

50代まで	60代	70代以上
15分	25分	30分

正答数 ／24問　かかった時間 分

E群		F群		G群		H群	
露	人	香	転	海	不	表	法
野	三	念	良	電	代	配	呂
指	通	話	勢	寿	手	火	真
回	記	名	手	風	時	老	話
公	日	段	天	写	仕	足	司
線	伊	本	衆	論	花	事	間

	E群	F群	G群	H群
⑬				
⑭				
⑮				
⑯				
⑰				
⑱				

	E群	F群	G群	H群
⑲				
⑳				
㉑				
㉒				
㉓				
㉔				

解答 ⑬〜㉔露天風呂・野良仕事・指名手配・回転寿司・公衆電話・線香花火・人手不足・三段論法・通話時間・記念写真・日本代表・伊勢海老

9日目 四字熟語推理クロス

実践日

月　日

難易度4★★★★☆

各問には４つの三字熟語が並んでいます。それぞれの三字熟語の空欄(□) ①～④の漢字を組み合わせると四字熟語になるので、①～④に入る漢字を推理して解答欄に記入してください。

❶

①天地
先②国
雰囲③
最新④

	①	②	③	④
答え				

❷

目①箱
②盛期
式次③
④番星

	①	②	③	④
答え				

❸

下①評
地獄②
③海道
季節④

	①	②	③	④
答え				

❹

①磁波
②合成
試金③
④山灰

	①	②	③	④
答え				

❺

未①成
②日制
③愛想
不可④

	①	②	③	④
答え				

❻

①秋楽
旅②機
③年筆
出④心

	①	②	③	④
答え				

❼

過①足
生半②
反③期
即戦④

	①	②	③	④
答え				

❽

①問符
②配事
丸③記
天邪④

	①	②	③	④
答え				

❾

①画像
開②医
③己流
所④税

	①	②	③	④
答え				

解答 ❶新進気鋭、❷安全第一、❸馬耳東風、❹電光石火、❺完全無欠、❻千客万来、❼不可抗力、❽疑心暗鬼、❾自業自得

脳活ポイント

推理力と言語中枢が発達する

最終的な答えを見つけるのに、いろいろな角度から問題を考える推理力が養えます。見慣れない三字熟語があれば、このさい記憶しましょう。言語中枢が刺激されて、日ごろの会話に語彙が増えるはずです。

目標時間

50代まで	60代	70代以上
20分	30分	40分

正答数　／18問　　かかった時間　分

⑩

①写真
悪②候
③髪頭
定休④

答え ① ② ③ ④

⑪

①業家
四②球
③転扉
大学④

答え ① ② ③ ④

⑫

注①力
空②圧
③票所
好都④

答え ① ② ③ ④

⑬

中古①
銀②員
立③体
④義感

答え ① ② ③ ④

⑭

①刺画
原生②
鉄③丼
④形県

答え ① ② ③ ④

⑮

好奇①
②関車
③円玉
自④車

答え ① ② ③ ④

⑯

①可能
桜海②
延③戦
④退社

答え ① ② ③ ④

⑰

①味線
防②具
③角形
体④計

答え ① ② ③ ④

⑱

青二①
②鉛筆
③六園
常④薬

答え ① ② ③ ④

解答 ⑩青天白日、⑪起死回生、⑫意気投合、⑬品行方正、⑭風林火山、⑮心機一転、⑯不老長寿、⑰三寒四温、⑱才色兼備

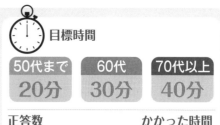

10日目 同音異義語セレクト

実践日

月　日

難易度3 ★★★☆☆

①と②で下線の引いてあるカタカナは、それぞれ違う漢字を使います。その漢字をリストから選んでください。❶❷❽❾は漢字１字で、それ以外は漢字２字で答えます。リストの漢字は１回ずつ、すべて用います。

❶〜❼のリスト

予	拐	示	地	融	肩	縁	晴	字	円	知	解
正	深	余	推	型	誘	展	水	快	改	進	点

答え

❶ ①コンパスを使ってエンを描いた。　答え①
②これも何かのエンなので仲良くしよう。　答え②

❷ ①カタが凝ったので、マッサージを受けた。　答え①
②この会社はカタにはまった人が多い。　答え②

❸ ①著名な画家のテンジ会に行く。　答え①
②テンジブロックの上を歩かないで。　答え②

❹ ①ユウカイ事件が発生した。　答え①
②固体のユウカイ温度を調べる。　答え②

❺ ①環境を守る活動をスイシンした。　答え①
②プールのスイシンはどのくらいか。　答え②

❻ ①カイセイなので、公園に行った。　答え①
②時代遅れの制度がカイセイされた。　答え②

❼ ①未来をヨチする能力がある。　答え①
②疑うヨチがありそうだ。　答え②

解答 ❶①円②縁、❷①肩②型、❸①展示②点字、❹①誘拐②融解、❺①推進②水深、❻①快晴②改正、❼①予知②余地

脳活ポイント

思考力と想起力をよく使う

文脈からふさわしい漢字・熟語を、思考力を使って当てましょう。よく耳にする文章なので、正しい漢字を、想起力を使って思い出します。また、同音異義語はふだんから気にかけて覚えておきましょう。

目標時間

50代まで	60代	70代以上
20分	30分	40分

正答数 ／14問　かかった時間 分

⑧〜⑭のリスト

床	意	嫌	少	限	解	新	奮	信	機	期	快
鐘	革	方	震	放	金	議	義	希	起	確	異

答え

⑧ ①勇気をフルって喧嘩を止めた。
②怒りで彼の声がフルえていた。

⑨ ①寺のカネの音が町中に響いている。
②いくらカネを積んでも彼は断るだろう。

⑩ ①キショウしてすぐに家を出た。
②このハチミツはキショウだから高価。

⑪ ①この装置はカクシン的技術で作成。
②彼の無実をカクシンしている。

⑫ ①いいことがあり、キゲンがいい。
②牛乳の賞味キゲンが切れた。

⑬ ①病気はカイホウに向かっている。
②人質をカイホウせよ。

⑭ ①ふざけた意見にイギを唱えた。
②人生のイギを一晩考えた。

解答 ⑧①奮②震、⑨①鐘②金、⑩①起床②希少、⑪①革新②確信、⑫①機嫌②期限、⑬①快方②解放、⑭①異議②意義

11日目 ひらめき二字熟語

実践日

月　　日

難易度4 ★★★★☆

❶～⑯の各問のヒントにある漢字を使って、①～④の文章の□□部分に意味がぴったり当てはまるとひらめいた二字熟語を１つ書き入れてください。答えが２つ以上考えられるものもあります。

❶ ヒント **場**

① よく釣れる□□を見つけた

② プロレスの□□乱闘

③ 母校の甲子園□□が決定

④ 結婚のための□□探し

❷ ヒント **悪**

① 病気が□□した

② 他人の□□をいうな

③ 孫が□□をついてもかわいい

④ ドブから□□が漂う

❸ ヒント **流**

① あの美人と□□を持ちたい

② 俳句が趣味とは□□だ

③ 今年の□□は黒色だ

④ 好きな□□作家は山村美紗

❹ ヒント **相**

① 事件の□□解明に努める

② 友達に悩みを□□した

③ うちの子は□□が悪い

④ 身分□□の待遇を求める

❺ ヒント **化**

① まさに神の□□といえよう

② □□が濃い女性

③ 恐竜の□□を発見

④ 反対意見が多く、態度が□□

❻ ヒント **変**

① 明日の計画は□□だ

② 雲の動きは□□自在

③ □□で内閣が更迭

④ 臨機□□に対処して欲しい

❼ ヒント **真**

① 観光地で□□を撮った

② 将棋で□□勝負をした

③ □□パックで保存した

④ カニは□□に歩く

❽ ヒント **解**

① ヘビにかまれ□□した

② 好意を□□されて嫌われた

③ リンカーンの奴隷□□宣言

④ 暗号の□□に成功

解答 ❶①穴場・場所・漁場②場外③出場④式場、❷①悪化・増悪・憎悪②悪口③悪態④悪臭、❸①交流②風流③流行④女流、❹①真相②相談③寝相④相応、❺①化身②化粧③化石④硬化、❻①変更②変幻③政変④応変、❼①写真②真剣③真空④真横、❽①解毒②曲解・誤解③解放④解読

脳活ポイント

直感力に加え語彙力も身につく

漢字1文字と文脈から正しい二字熟語を推測するため、直感力や想起力が鍛えられると考えられます。また、実際に二字熟語を書くので、語彙が増えて側頭葉の活性化も期待できます。

目標時間

50代まで	60代	70代以上
25分	35分	50分

正答数　／64問　かかった時間　分

⑨ ヒント 形

① ひな祭りに□□を飾る
② 必死の□□で訴えた
③ □□性膝関節症が悪化
④ □□を銀行で換金した

⑩ ヒント 品

① 約束の期日までに□□
② 契約時に□□を受け取った
③ 米は□□で味が違う
④ 有名画家の□□を見た

⑪ ヒント 目

① □□をはずして騒いだ
② □□を高く掲げて努力した
③ □□見当がつかない
④ 結納品の□□を渡した

⑫ ヒント 葉

① □□で山が真っ赤
② 寒中見舞いの□□
③ □□にできないほど感動した
④ 成田空港は□□県にある

⑬ ヒント 追

① 赤点を取り、□□を受けた
② 料理の□□注文をした
③ 危険人物を国外に□□
④ 車の□□事故で渋滞

⑭ ヒント 音

① 笛の□□が聞こえた
② 娘と□□不通だ
③ 乾杯の□□を取ってください
④ 英語の□□が悪い

⑮ ヒント 宮

① 明治□□に初詣をした
② ベルサイユ□□を観光
③ □□武蔵と佐々木小次郎
④ 事件が□□入りした

⑯ ヒント 味

① 文章の□□を読み取る
② 客に出す前に□□した
③ □□で目立たなかった
④ 結論を出す前に、よく□□した

解答　⑨①人形②形相③変形④手形、⑩①納品②粗品・品物・商品③品種④作品、⑪①羽目②目標③皆目④目録、⑫①紅葉②葉書③言葉④千葉、⑬①追試②追加③追放④追突、⑭①音色②音信③音頭④発音、⑮①神宮②宮殿③宮本④迷宮、⑯①真意・意味②味見③地味④吟味

12日目 誤字正しドリル

実践日

月　日

難易度③★★★☆☆

各問の文章のうち、どこか１ヵ所、間違った漢字が用いられています。文章をよく読んで意味合いを考えながら、解答欄にその間違った漢字と、正しく修正した漢字をそれぞれ書き入れてください。

❶ 製限時間が３分の問題です。

誤 □ 正▶ □

❷ 市民から反発されるのは必死だ。

誤 □ 正▶ □

❸ データを細かく分折して結果を出す。

誤 □ 正▶ □

❹ 多亡でそっちの仕事まで手が回らない。

誤 □ 正▶ □

❺ この門題の答えはなんでしょうか。

誤 □ 正▶ □

❻ 明日の金曜日は呪日で３連休だ。

誤 □ 正▶ □

❼ 思い返せば幸副な学生時代だった。

誤 □ 正▶ □

❽ 横暴な権力には徹底的に低抗する。

誤 □ 正▶ □

❾ 車と車が正面衛突したのを見た。

誤 □ 正▶ □

❿ 鎮重にことを運ばなければならない。

誤 □ 正▶ □

解答 ❶製→制、❷死→至、❸折→析、❹亡→忙、❺門→問、❻呪→祝、❼副→福、❽低→抵、❾衛→衝、❿鎮→慎

脳活ポイント

記憶力がじわじわと働く

パッと見て違和感のある漢字が浮き出てくるようなら、認知力も記憶力も磨かれています。そうならない問題は、使われている漢字の意味を考えながらじっくり眺めて考えてみましょう。

目標時間

50代まで	60代	70代以上
15分	20分	25分

正答数　　／20問

かかった時間　　分

⑪ ジャングルを冒検してこよう。

誤 □ 正▶ □

⑫ 息子の成積が驚くほど上がった。

誤 □ 正▶ □

⑬ 自転車で何度も往複した。

誤 □ 正▶ □

⑭ 過劇な言動は慎んでください。

誤 □ 正▶ □

⑮ 今日は雲一つない清天になった。

誤 □ 正▶ □

⑯ 成功する可態性は極めて低い。

誤 □ 正▶ □

⑰ こんな問題は実に間単で興味ない。

誤 □ 正▶ □

⑱ 日本には織業選択の自由がある。

誤 □ 正▶ □

⑲ あなたの年鈴を教えてください。

誤 □ 正▶ □

⑳ 地元の消坊団が即座に火を消した。

誤 □ 正▶ □

解答 ⑪検→険、⑫積→績、⑬複→復、⑭劇→激、⑮清→晴、
⑯態→能、⑰間→簡、⑱織→職、⑲鈴→齢、⑳坊→防

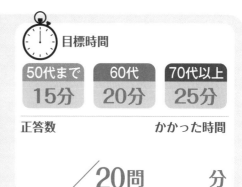

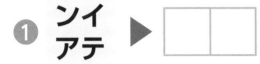

13日目 並べ替え熟語探し

実践日

月　日

難易度③★★★☆☆

各問、A、Cにはバラバラになった二字熟語の読み仮名が、B、Dには三字熟語の読み仮名が提示されているので、リストから漢字を選んで熟語を解答欄に書いてください。小文字と大文字の区別はありません。

A

①	ンイ アテ	▶	□□
②	クン マケ	▶	□□
③	ウツ ザソ	▶	□□
④	クレ ンラ	▶	□□
⑤	アイ イケ	▶	□□
⑥	イウ フケ	▶	□□
⑦	ルブ ンイ	▶	□□

Aのリスト

幕	風	剣	提	草
連	景	愛	分	案
雑	敬	類	絡	

B

①	ウンシ ンテ	▶	□□□
②	フキハ ナブ	▶	□□□
③	ウジソ ヨクシ	▶	□□□
④	イヨム ウジン	▶	□□□
⑤	ンブシ シン	▶	□□□
⑥	キユギ ウチ	▶	□□□
⑦	イタセ ンカク	▶	□□□

Bのリスト

辞	新	角	球	転	花	職
乗	雪	紙	吹	地	試	務
聞	線	対	儀	員	運	総

解答 A ①提案、②剣幕、③雑草、④連絡、⑤敬愛、⑥風景、⑦分類
B ①試運転、②花吹雪、③総辞職、④乗務員、⑤新聞紙、⑥地球儀、⑦対角線

脳活ポイント

認知力が向上し理解力も鋭くなる

バラバラのカタカナを熟語にする作業をくり返していると、認知力が向上して、理解力も鋭くなります。目にしたモノが何であるかをすぐに認識できて、考えがスッキリまとまるようにもなるでしょう。

目標時間

50代まで	60代	70代以上
40分	50分	60分

正答数　／28問

かかった時間　分

C

① ウヨ シイ ▶ □□

② イセ ツメ ▶ □□

③ トホ ウン ▶ □□

④ ツコ イカ ▶ □□

⑤ カイ セイ ▶ □□

⑥ キウ ボエ ▶ □□

⑦ ヨウ キジ ▶ □□

Cのリスト

当 正 説 蒸 易
衣 本 解 国 気
貿 会 明 装

D

① ヨケン シホウ ▶ □□□

② メユイ ウンジ ▶ □□□

③ ガンエ イカ ▶ □□□

④ シンイ ダヤシ ▶ □□□

⑤ レカン ンイタ ▶ □□□

⑥ ハクン イビタ ▶ □□□

⑦ ウテン キノ ▶ □□□

Dのリスト

有 画 台 連 人 能 気
保 名 便 寝 映 宅 天
険 館 感 配 証 車 帯

解答
C ①衣装、②説明、③本当、④国会、⑤正解、⑥貿易、⑦蒸気
D ①保険証、②有名人、③映画館、④寝台車、⑤連帯感、⑥宅配便、⑦能天気

14日目 二字熟語足し算

実践日

月　　日

難易度4★★★★☆

問題の各マスには、ある二字熟語を構成する漢字がバラバラに分割されて書かれています。それらを足し算のように頭の中で組み合わせ、でき上がる二字熟語を解答欄に書いてください。

❶ 袁 ＋ ム ＋ 口 ＋ 八 ＝ □□

❷ ⺍ ＋ 羽 ＋ 子 ＋ 白 ＝ □□

❸ イ ＋ 弓 ＋ ヒ ＋ 虫 ＝ □□

❹ 首 ＋ 辶 ＋ 艮 ＋ 幸 ＝ □□

❺ 門 ＋ 車 ＋ 辶 ＋ 关 ＝ □□

❻ 巾 ＋ 刂 ＋ 宀 ＋ ヨ ＋ 乇 ＝ □□

❼ 斉 ＋ 又 ＋ 氵 ＋ 土 ＋ 糸 ＝ □□

❽ 里 ＋ 爫 ＋ 木 ＋ 予 ＋ 艹 ＝ □□

❾ 立 ＋ 京 ＋ 郷 ＋ 日 ＋ 彡 ＋ 日 ＝ □□

解答 ❶公園、❷学習、❸強化、❹報道、❺関連、❻帰宅、❼経済、❽野菜、❾影響

脳活ポイント

注意力が冴えわたる

バラバラになった漢字の偏やつくりからもとの字を推理して熟語にするには、集中力に加えて細かな注意力が必要になります。くり返して問題を解けば、うっかりミスが少なくなっていくでしょう。

目標時間		
50代まで	60代	70代以上
15分	20分	25分

正答数 ／18問

かかった時間 分

⑩

十 + 日 + 言 + 寺 = □□

⑪

夬 + 宀 + 疋 + 氵 = □□

⑫

貝 + 扌 + 次 + 殳 = □□

⑬

宀 + 王 + 女 + 人 = □□

⑭

木 + 己 + 走 + 广 = □□

⑮

𧘇 + 方 + 亍 + 彳 + 𠂉 = □□

⑯

刂 + 羊 + 厶 + 目 + 土 = □□

⑰

門 + 甲 + 丷 + 日 + ⺮ = □□

⑱

ナ + 月 + 巾 + 㐅 + 王 + 亡 = □□

解答 ⑩時計、⑪決定、⑫投資、⑬安全、⑭起床、⑮旅行、⑯到着、⑰簡単、⑱希望

15日目 漢字ジグザグクロス

実践日

月　　日

難易度5★★★★★

リストの熟語を使って空白のマスを埋め、A～Hのマスの漢字で四字熟語を作ってください。各熟語の1文字めは数字のマスに、2文字め以降は1つ前の文字と上下左右に隣接するマスに入ります。

●例題 ※解答は85ページをご覧ください

1 国		2 荘	
4 滅			
5 日			3 民

リスト

1　国立公園
2　荘園領主
3　民主主義
4　滅私奉公
5　日本国民

①「国立公園」に着目すると、「立」「公」は、このマスにしか入らないことがわかります。

②「滅私奉公」の「私奉」、「日本国民」の「本国」もすぐ決まります。

③「荘園領主」の「園」は、「国立公園」と共通なので、ここに決まります。

④「領」は「園」の右と下の2通りが考えられますが、右に入れると「民主主義」が入らなくなるので、下に決まります。

このようにして、すべてのマスを埋めていきます。

●考え方

①

1 国	立	2 荘	
4 滅	公		
5 日			3 民

→ ②

1 国	立	2 荘	
4 滅	公		
私	奉		
5 日	本	国	3 民

→ ③

1 国	立	2 荘	
4 滅	公	園	
私	奉		
5 日	本	国	3 民

→ ④

1 国	立	2 荘	
4 滅	公	園	
私	奉	領	
5 日	本	国	3 民

1

答え

A	B	C	D

1 新	C	2 重		3 出				4 同
5 衆			6 通			7 白		
8 動			9 給					10 私
11 信	12 結		13 天			14 学	A	
		B						15 文
16 金		17 冷		18 報		19 七		
20 輪		21 集		22 着			23 付	
	24 公		D		25 議			
		26 住				27 順		

リスト

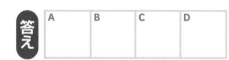

1　新成人
2　重役出勤
3　出刃包丁
4　同床異夢
5　衆人環視
6　通勤手当
7　白昼夢
8　動体視力
9　給食当番
10　私立大学
11　信用金庫
12　結婚願望
13　天気予報
14　学位論文
15　文化祭
16　金輪際
17　冷静沈着
18　報告書
19　七変化
20　輪転機
21　集団就職
22　着脱自在
23　付和雷同
24　公団住宅
25　議事録
26　住所録
27　順不同

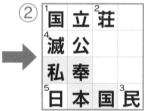

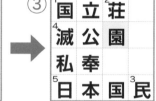

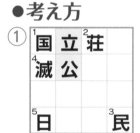

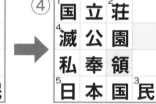

脳活ポイント

語彙力と直感力を圧倒的に強化!

数十個の三字熟語・四字熟語が用いられているので、語彙力の鍛錬に役立つとともに、直感力・判断力・思考力が圧倒的に強化されます。初めてだと難しく感じますが、解き方がわかるととても面白いパズルです。

目標時間

50代まで	60代	70代以上
30分	40分	50分

正答数 ／2問　かかった時間 分

②

答え

A	B	C	D		E	F	G	H

1 降	C	2 打			3 器			4 行		5 書			6 練		
7 即		8 路		E	9 予			10 古		11 士			12 主	13 総	
		14 新					15 無		D	16 校				17 肝	
18 開		19 方			20 換		21 保					22 倒			
23 運			24 黄		25 比			B	26 選				27 独		28 大
		29 二	G	30 作			31 三		32 避				33 陣		
34 才		35 経					A	36 大	37 百			38 指	39 頭		
F		40 大		41 略		42 体					43 観				
44 放			45 役					46 貨		47 低			48 台	H	49 巾
			50 割			51 湿					52 勢	53 力		54 囲	
55 回				56 担				57 大							

リスト

1 降水確率
2 打製石器
3 器物損壊
4 行政書士
5 書道半紙
6 練習試合
7 即日開票
8 路面電車
9 予防接種
10 古式泳法
11 士官学校
12 主客転倒
13 総合問題
14 新型車種
15 無我夢中
16 校長先生
17 肝心要
18 開運招福
19 方向転換
20 換気扇
21 保守中道
22 倒置法
23 運動公園
24 黄金比
25 比較広告
26 選手生命
27 独身貴族
28 大和民族
29 二毛作
30 作業服
31 三寒四温
32 避難訓練
33 陣頭指揮
34 才気煥発
35 経営戦略
36 大団円
37 百円硬貨
38 指定席
39 頭脳労働
40 大根役者
41 略式命令
42 体感温度
43 観覧席
44 放送事故
45 役割分担
46 貨物列車
47 低姿勢
48 台布巾
49 巾着網
50 割引券
51 湿度計
52 勢力範囲
53 力相撲
54 囲炉裏
55 回数券
56 担任制
57 大車輪

※解答は85㌻をご覧ください

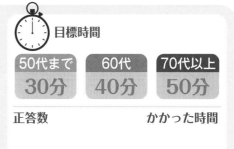

16日目 当て字関連つなぎ

実践日

月　日

難易度⑤★★★★★

各問、食品名・スポーツ名などテーマに沿った①～③の言葉が当て字漢字や難読漢字・中国語漢字で記されています。漢字から読み方や意味を推測し、Ⓐ～Ⓒの中で最も関連が深い言葉を選んでください。

❶ 国名

①伊太利	Ⓐチューリップ
②和蘭	Ⓑ羊
③新西蘭	Ⓒパスタ

①	②	③

❷ 寿司ネタ名

①烏賊	Ⓐロブスター
②海胆	Ⓑトゲ
③海老	Ⓒ10本腕

①	②	③

❸ 日用品名

①雨外套	ⒶLED
②洋灯	Ⓑポンチョ
③手巾	Ⓒ身だしなみ

①	②	③

❹ 菓子名

①卵糖	Ⓐ長崎
②我夢	Ⓑ冷凍庫
③氷菓子	Ⓒ風船

①	②	③

❺ 楽器名

①喇叭	Ⓐエアー
②六弦琴	Ⓑパイプ
③風琴	Ⓒ裾広ズボン

①	②	③

❻ 食品名

①肉汁	Ⓐ韓国
②沈菜	Ⓑみそ汁
③鹿嶺	Ⓒインド

①	②	③

解答
❶①Ⓒ・イタリア②Ⓐ・オランダ③Ⓑ・ニュージーランド、❷①Ⓒ・イカ②Ⓑ・ウニ③Ⓐ・エビ、
❸①Ⓑ・レインコート②Ⓐ・ランプ③Ⓒ・ハンカチ、❹①Ⓐ・カステラ②Ⓒ・ガム③Ⓑ・アイスクリーム、
❺①Ⓒ・ラッパ②Ⓐ・ギター③Ⓑ・オルガン、❻①Ⓑ・スープ②Ⓐ・キムチ③Ⓒ・カレー

脳活ポイント

認識力と記憶力が鋭く活性化する

個々の漢字の意味からどのようなものかを認識して、覚えている関連した単語を記憶から探します。読み方も考えてみましょう。ハッと思い当たる瞬間が多いほど、脳が鋭く活性化されています。

目標時間

50代まで	60代	70代以上
25分	30分	45分

正答数　／12問　かかった時間　分

⑦ 食品名

①辣韮　Ⓐ油
②紫蘇　Ⓑカレー
③青梗菜　Ⓒ炒めもの

① ② ③

⑧ 衣類名

①作務衣　Ⓐ僧の衣装
②法被　Ⓑ祭り
③雪駄　Ⓒ履きもの

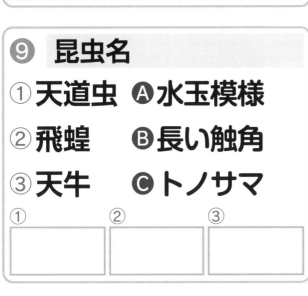

① ② ③

⑨ 昆虫名

①天道虫　Ⓐ水玉模様
②飛蝗　Ⓑ長い触角
③天牛　Ⓒトノサマ

① ② ③

⑩ 国名

①埃及　Ⓐマーライオン
②加奈陀　Ⓑナイル川
③新嘉坡　Ⓒメープル

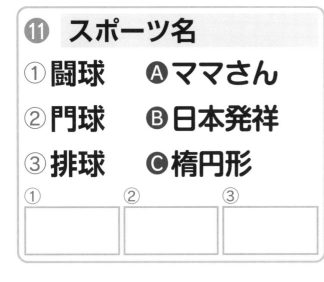

① ② ③

⑪ スポーツ名

①闘球　Ⓐママさん
②門球　Ⓑ日本発祥
③排球　Ⓒ楕円形

① ② ③

⑫ 海の動物名

①海豚　Ⓐ犬歯
②猟虎　Ⓑ頭がいい
③海象　Ⓒあおむけ

① ② ③

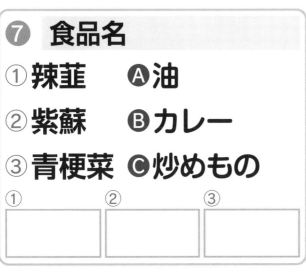

解答　⑦①Ⓑ・ラッキョウ②Ⓐ・シソ③Ⓒ・チンゲンサイ、⑧①Ⓐ・さむえ②Ⓑ・はっぴ③Ⓒ・せった、⑨①Ⓐ・テントウムシ②Ⓒ・バッタ③Ⓑ・カミキリムシ、⑩①Ⓑ・エジプト②Ⓒ・カナダ③Ⓐ・シンガポール、⑪①Ⓒ・ラグビー②Ⓑ・ゲートボール③Ⓐ・バレーボール、⑫①Ⓑ・イルカ②Ⓒ・ラッコ③Ⓐ・セイウチ

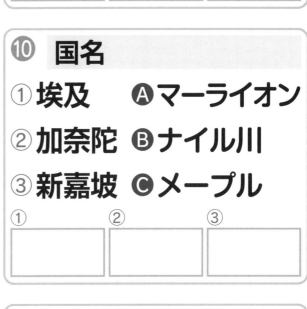

17日目 二字熟語クロス

実践日
月　日

難易度4★★★★☆

下のリストから、上下左右にある漢字と組み合わせて二字熟語を4つ作れる漢字を選び、中央のマスに記入します。ページごとに16問すべて解いたら、リストに残った4字の漢字から四字熟語を作ってください。

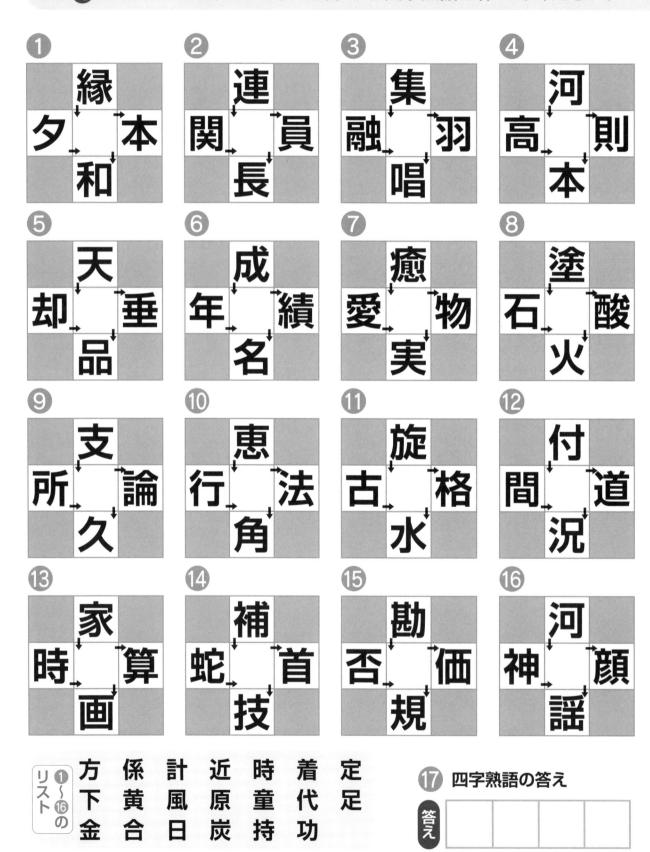

①

	縁	
夕		本
	和	

②

	連	
関		員
	長	

③

	集	
融		羽
	唱	

④

	河	
高		則
	本	

⑤

	天	
却		垂
	品	

⑥

	成	
年		績
	名	

⑦

	癒	
愛		物
	実	

⑧

	塗	
石		酸
	火	

⑨

	支	
所		論
	久	

⑩

	恵	
行		法
	角	

⑪

	旋	
古		格
	水	

⑫

	付	
間		道
	況	

⑬

	家	
時		算
	画	

⑭

	補	
蛇		首
	技	

⑮

	勘	
否		価
	規	

⑯

	河	
神		顔
	謡	

①～⑯のリスト

方	係	計	近	時	着	定
下	黄	風	原	童	代	足
金	合	日	炭	持	功	

⑰ 四字熟語の答え

答え

解答 ❶日、❷係、❸合、❹原、❺下、❻功、❼着、❽炭、❾持、❿方、⓫風、⓬近、⓭計、⓮足、⓯定、⓰童、⓱<四字熟語の答え>黄金時代

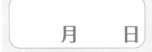

脳活ポイント

思考力と想起力を磨く！

4つの二字熟語に共通する漢字を探すのに必要な思考力や想像力・洞察力や、漢字を思い出す想起力が養われると考えられます。また、漢字力や語彙力を向上させる効果も期待できるでしょう。

目標時間

50代まで	60代	70代以上
25分	35分	45分

正答数　／34問

かかった時間　分

⑱ 発（上）、閑（左）、漫（右）、策（下）

⑲ 脚（上）、特（左）、文（右）、射（下）

⑳ 墓（上）、節（左）、子（右）、場（下）

㉑ 植（上）、土（左）、立（右）、馬（下）

㉒ 方（上）、穏（左）、宜（右）、座（下）

㉓ 粉（上）、始（左）、端（右）、代（下）

㉔ 地（上）、断（左）、影（右）、識（下）

㉕ 国（上）、白（左）、手（右）、本（下）

㉖ 双（上）、扇（左）、供（右）、細（下）

㉗ 夜（上）、眼（左）、止（右）、指（下）

㉘ 試（上）、洗（左）、習（右）、乳（下）

㉙ 順（上）、留（左）、護（右）、備（下）

㉚ 慎（上）、貴（左）、複（右）、力（下）

㉛ 露（上）、仰（左）、然（右）、晴（下）

㉜ 復（上）、回（左）、省（右）、化（下）

㉝ 撤（上）、過（左）、就（右）、来（下）

⑱〜㉝のリスト

散　鳥　重　中　旗　丘　帰
木　便　去　末　取　子　穴
練　面　注　守　砂　天

㉞ 四字熟語の答え

答え | | | |

解答 ⑱散、⑲注、⑳穴、㉑木、㉒便、㉓末、㉔面、㉕旗、㉖子、㉗中、㉘練、㉙守、㉚重、㉛天、㉜帰、㉝去、㉞＜四字熟語の答え＞鳥取砂丘

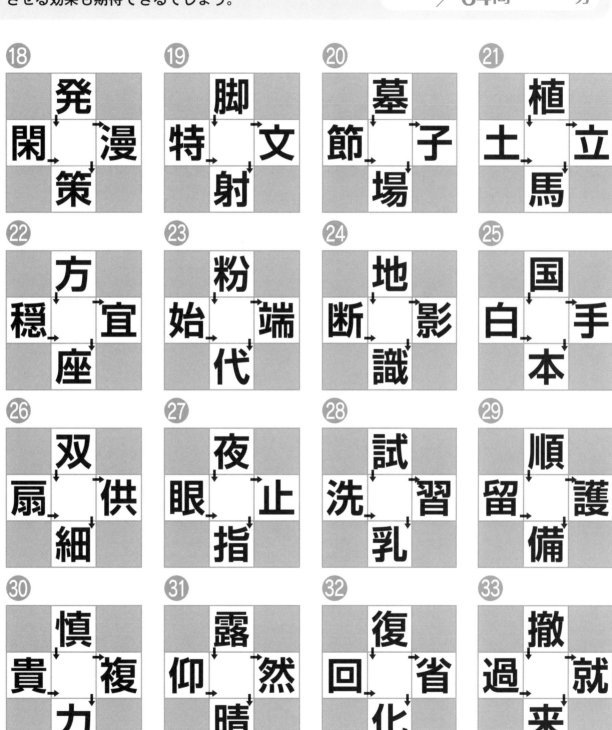

18日目 数字つなぎ三字熟語

実践日

月　日

難易度③★★★☆☆

１の★印から２の●印、３の●印というように各数字の印を順序よく線でつなぐと現れる３文字の漢字を使ってできる熟語を答えてください。最後の数字の印は☆です。最後まで線を引かなくても答えは導けます。

①

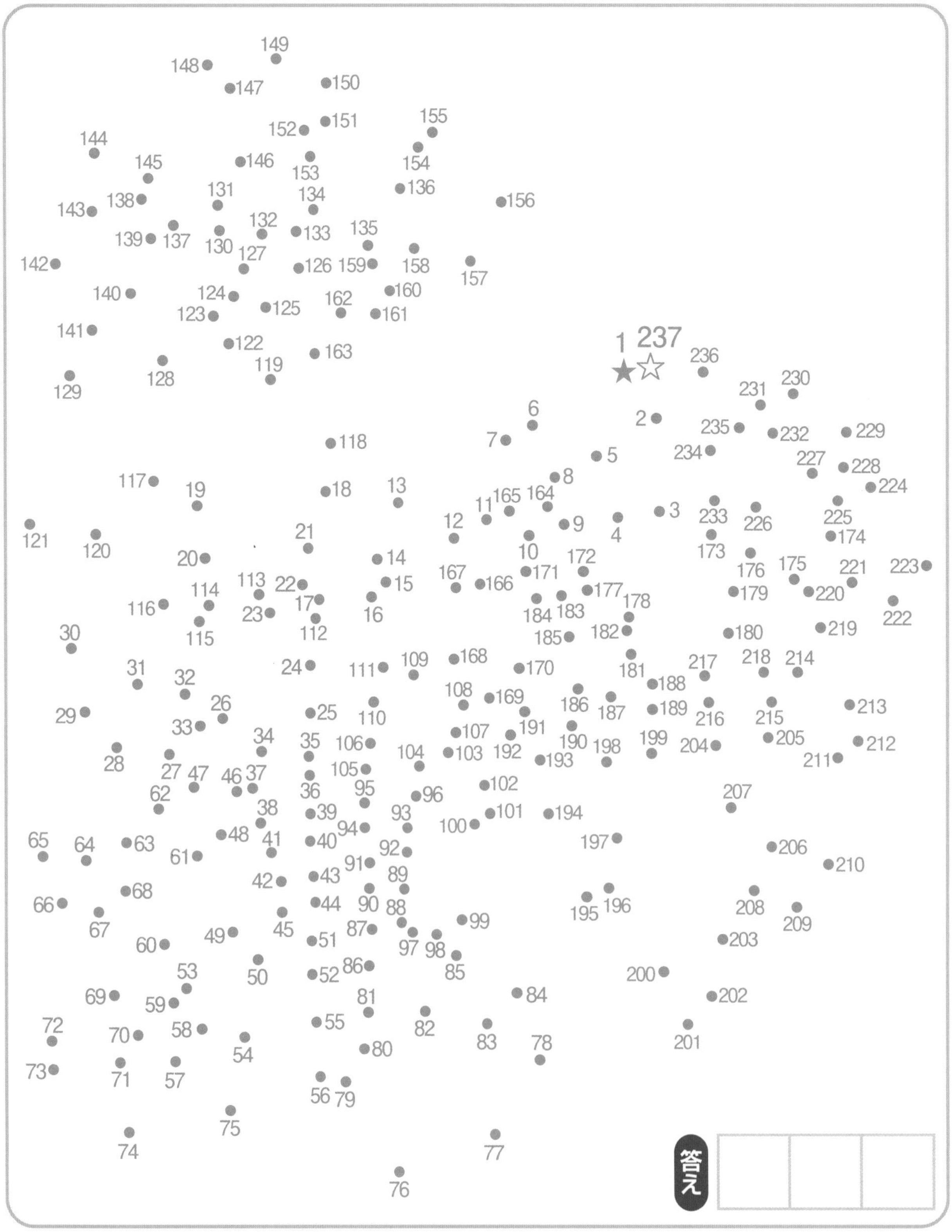

脳活ポイント

見る力を磨き脳が活性

浮かび上がった図形から漢字を読み取り、三字熟語が何かを答えることで、脳の「見る力」の訓練にもなります。また、点を１から順につなげるため、注意力や集中力も鍛えられます。

目標時間

50代まで	60代	70代以上
15分	30分	40分

正答数　　／2問

かかった時間　　分

❷

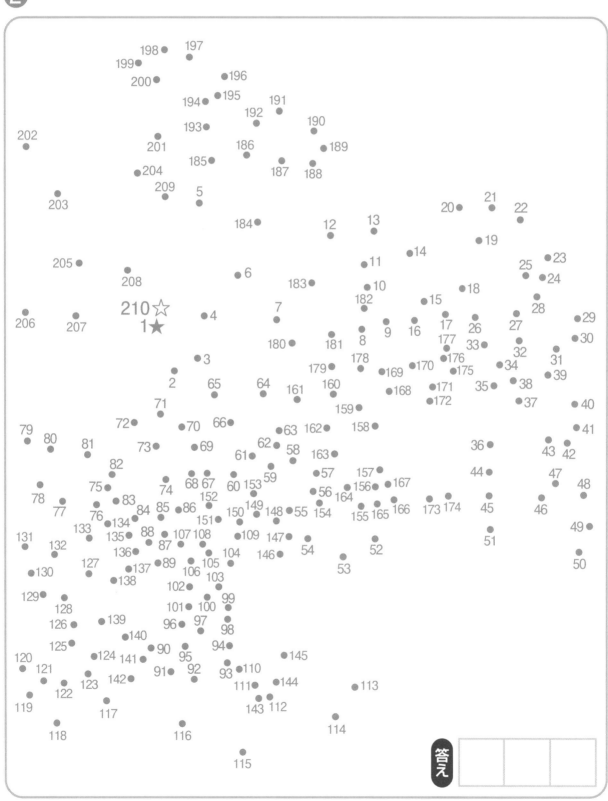

※解答は86ページをご覧ください

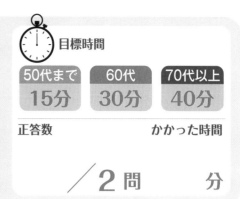

19日目 漢字熟語しりとり

実践日

月　日

難易度4★★★★☆

７つの漢字を使い、二字熟語をしりとりで作ります。できた二字熟語の右側の漢字が、次の二字熟語の左側の漢字になります。答えの最初と最後の漢字は１度しか使いません。うまくつながるように埋めてください。

❶ 敗 得 識 習 意 因 成

成					

❷ 性 形 配 地 軍 布 相

軍					

❸ 詞 客 魚 助 剣 人 介

剣					

❹ 鳥 廊 居 水 回 間 下

回					

❺ 軽 粘 心 手 傷 臓 土

				手	

❻ 屈 陣 半 営 折 円 退

				折	

❼ 石 粉 校 灰 登 汁 庭

				庭	

❽ 口 気 薄 身 火 絶 軽

				薄	

解答
❶成敗→敗因→因習→習得→得意→意識、❷軍配→配布→布地→地形→形相→相性、
❸剣客→客人→人魚→魚介→介助→助詞、❹回廊→廊下→下水→水鳥→鳥居→居間、
❺粘土→土手→手軽→軽傷→傷心→心臓、❻退屈→屈折→折半→半円→円陣→陣営、
❼登校→校庭→庭石→石灰→灰汁→汁粉、❽身軽→軽薄→薄口→口火→火気→気絶

脳活ポイント

言語中枢を一段と磨く!

熟語をしりとりのようにつなげて並べることで、言語中枢である側頭葉を活性化させる効果が期待できます。また、想起力と洞察力、情報処理力も大いに鍛えられます。

目標時間

50代まで	60代	70代以上
30分	45分	60分

正答数 　／16問

かかった時間 　分

⑨ 穴末羽子場毛端

羽□ ▶ □□ ▶ □□ ▶
□□ ▶ □□ ▶ □□

⑬ 手音上前本頭錠

□□ ▶ □□ ▶ 頭□ ▶
□□ ▶ □□ ▶ □□

⑩ 輪親皮指唱脱肉

脱□ ▶ □□ ▶ □□ ▶
□□ ▶ □□ ▶ □□

⑭ 子体宝球判地裁

□□ ▶ □□ ▶ 体□ ▶
□□ ▶ □□ ▶ □□

⑪ 下諸寒聞見悪天

諸□ ▶ □□ ▶ □□ ▶
□□ ▶ □□ ▶ □□

⑮ 賀解日説正明年

□□ ▶ □□ ▶ 正□ ▶
□□ ▶ □□ ▶ □□

⑫ 迫実鼻圧真際血

鼻□ ▶ □□ ▶ □□ ▶
□□ ▶ □□ ▶ □□

⑯ 出恩走門師謝破

□□ ▶ □□ ▶ 師□ ▶
□□ ▶ □□ ▶ □□

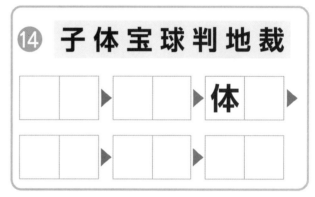

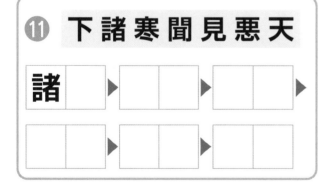

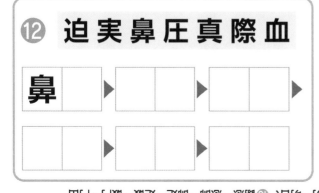

解答
⑨羽毛→毛穴→穴場→場末→末端→端子、⑩脱皮→皮肉→肉親→親指→指輪→輪唱、
⑪諸悪→悪寒→寒天→天下→下見→見聞、⑫鼻血→血圧→圧迫→迫真→真実→実際、
⑬本音→音頭→頭上→上手→手錠→錠前、⑭地球→球体→体裁→裁判→判子→子宝、
⑮年賀→賀正→正解→解説→説明→明日、⑯謝恩→恩師→師走→走破→破門→門出

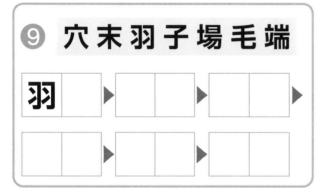

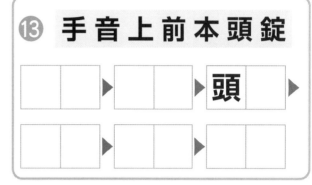

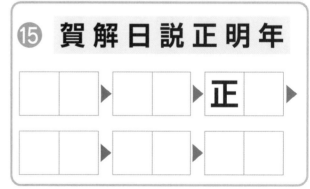

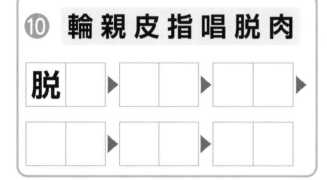

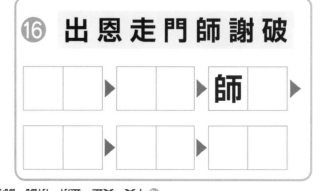

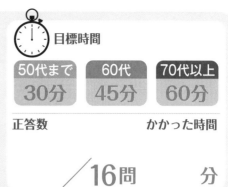

20日目 熟語ハニカム迷路

実践日
月　日

難易度③★★★☆☆

Ⓐと Ⓑの六角形のマスに入った漢字を使い、接するマスの漢字で二字熟語を作りながらスタートからゴールをめざします。ⒶとⒷには通らないマスが１つずつあるので、その漢字で二字熟語を作ってください。

①

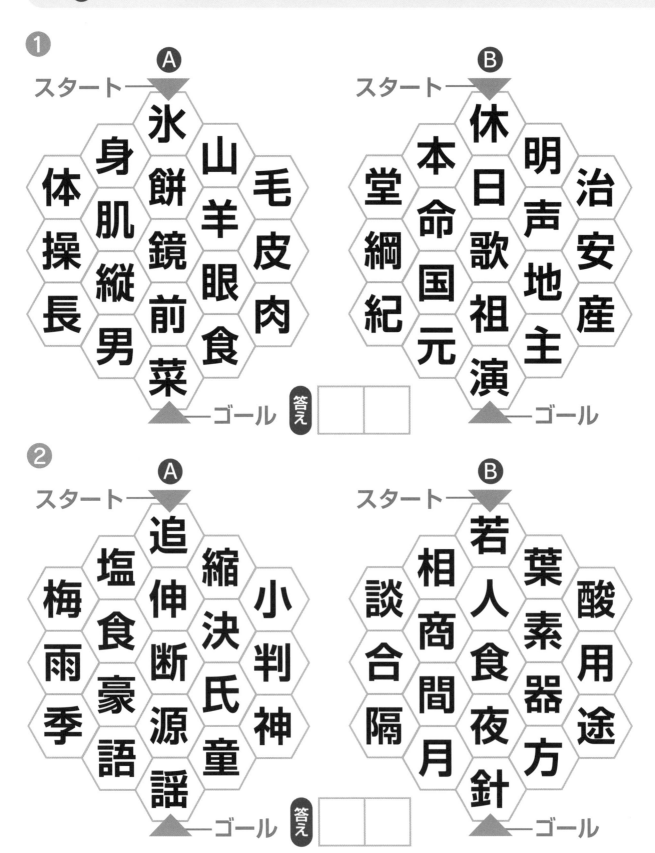

答え

②

答え

脳活ポイント

側頭葉ががぜん活性化！

ハニカム形（六角形）のマスの漢字をしりとりのようにたどるため、注意力の向上が期待できます。また、脳の言語中枢である側頭葉が活性化し、記憶力や想起力も大いに向上します。

目標時間

50代まで	60代	70代以上
25分	35分	40分

正答数　／4問　　かかった時間　分

③

Ⓐ スタート→

朝
顔　会
意　面　計
得　社
図　説　時
式　片
典　紙　刻
型　印
刷

→ゴール

Ⓑ スタート→

本
新　現
緑　革　役
茶　表
番　発　割
広　引
付　告　算
帯　退
散

→ゴール

答え □□

④

Ⓐ スタート→

威
会　厳
計　国　複
画　重
家　雪　雑
庭　絵
師　粉　草
走　花
者

→ゴール

Ⓑ スタート→

線
魚　香
卵　木　水
宿　馬
黄　下　玉
河　天
原　成　露
作　果
報

→ゴール

答え □□

※解答は86ページをご覧ください

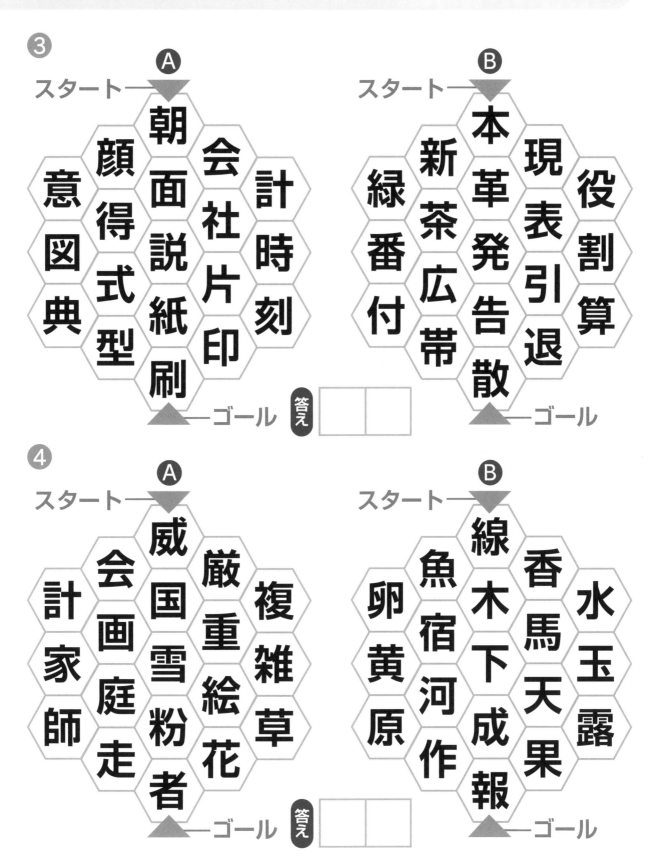

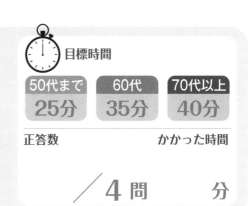

21日目 漢字推理ドリル

実践日

月　日

難易度❺★★★★★

各問、A～Hの各マスに漢字１字を入れ、それぞれ三字熟語か四字熟語にしてください。❶～❹各問の番号が同じマスには、同じ漢字が入ります。熟語が１つできるごとに正解とします。

❶

Ⓐ ①□ 援 ②□

ヒント 体育祭の盛り上げ隊

Ⓑ ③□ ④□ 酒

ヒント リンゴやウメで作った酒

Ⓒ ⑤□ ③□ 発 ⑥□

ヒント 試験や試合の合否がわかるとき

Ⓓ 破 ⑦□ ⑧□ ⑨□

ヒント にっこり笑うこと

Ⓔ ⑩□ ⑪□ 作

ヒント 陰で働きかけること

Ⓕ ⑧□ ⑫□ ⑧□ 憂

Ⓖ ⑫□ ⑬□ 哀 ⑭□

Ⓗ ⑥□ ⑩□ ⑧□ ⑮□

❷

Ⓐ ①□ ②□ ③□ 到

ヒント 準備万端

Ⓑ ②□ 気 ④□

ヒント 物事をやりとげようとする気力

Ⓒ 驚 ⑤□ ⑥□ ④□

ヒント 世間を大変驚かせること

Ⓓ ⑦□ ⑤□ 候

ヒント 風雨で荒れた状況

Ⓔ ⑧□ 浄 ⑨□ ①□

ヒント 自然にきれいになる働き

Ⓕ ⑧□ ⑩□ 嫌 ⑦□

Ⓖ ⑪□ 立 ⑫□ ⑥□

Ⓗ ⑤□ ④□ ⑬□ ①□

解答
❶Ⓐ応援団、Ⓑ果実酒、Ⓒ結果発表、Ⓓ破顔一笑、Ⓔ裏工作、Ⓕ一喜一憂、Ⓖ喜怒哀楽、Ⓗ表裏一体
❷Ⓐ用意周到、Ⓑ意気地、Ⓒ驚天動地、Ⓓ悪天候、Ⓔ自浄作用、Ⓕ自己嫌悪、Ⓖ直立不動、Ⓗ天地無用

脳活ポイント

直感力と推理力を鍛える

空欄に入る漢字をパズルのように推理するため、直感力や推理力、想起力が鍛えられます。また、言語をつかさどる側頭葉が活性化し、国語力や語彙力の鍛錬にも大いに役立つと考えられます。

目標時間

50代まで	60代	70代以上
20分	25分	30分

正答数 ／32問　かかった時間 分

❸

Ⓐ ①□ ②□ 橋

ヒント 人が車道を渡るための橋

Ⓑ ③□ 進 ④□ ①□

ヒント 絶えず向上すること

Ⓒ 生 ⑤□ ④□ ③□

ヒント 生まれた日付

Ⓓ ⑤□ ⑥□ 行 ⑦□

ヒント 毎年行われるイベント

Ⓔ 神 ⑧□ ④□

ヒント 旧暦の10月

Ⓕ ⑧□ 我 ⑨□ ⑥□

Ⓖ ⑦□ ⑩□ ⑧□ 根

Ⓗ ⑪□ ⑫□ ⑧□ ⑩□

❹

Ⓐ ①□ 言 ②□ ③□

ヒント 言葉通りに行動する

Ⓑ ④□ 弟 ⑤□

ヒント かわいがっている門弟

Ⓒ ⑥□ ⑦□ ⑧□ 端

ヒント どっちつかずの状態

Ⓓ ⑨□ ⑩□ 晩 ⑪□

ヒント 遅れて頭角を現すこと

Ⓔ ⑫□ ③□ ⑩□

ヒント 病人や幼児の移動を助ける道具

Ⓕ ⑨□ ⑬□ 撫 ⑤□

Ⓖ ⑨□ ⑭□ ⑪□ 就

Ⓗ ⑮□ ⑦□ ①□ ⑯□

解答 ❸Ⓐ歩道橋、Ⓑ日進月歩、Ⓒ生年月日、Ⓓ年中行事、Ⓔ神無月、Ⓕ無我夢中、Ⓖ事実無根、Ⓗ有名無実
❹Ⓐ有言実行、Ⓑ愛弟子、Ⓒ中途半端、Ⓓ大器晩成、Ⓔ歩行器、Ⓕ大和撫子、Ⓖ大願成就、Ⓗ前途有望

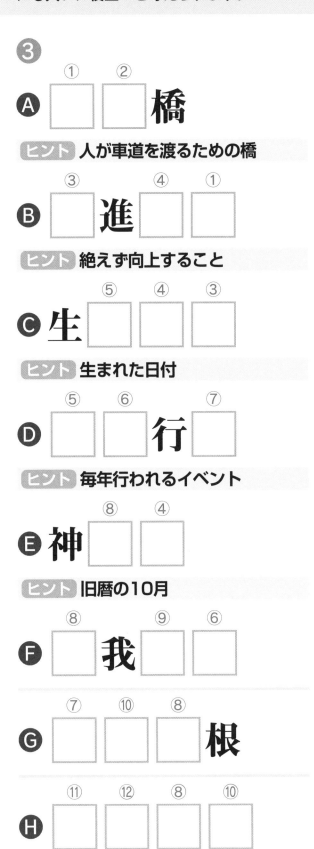

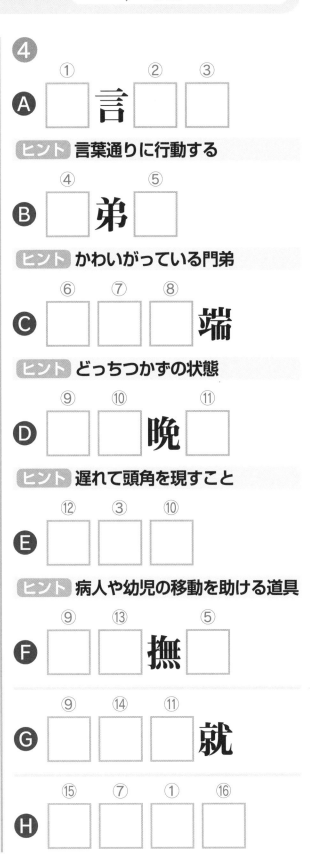

22日目 反対語発見クイズ

実践日

月　日

難易度③★★★☆☆

❶～❽に示した二字熟語の反対語をページ下のリストの漢字をすべて使って、右の解答欄に書いてください。なお、問題は8問ごとにAブロックからDブロックまで分かれています。

A

❶	供述	▶
❷	医者	▶
❸	苦労	▶
❹	近海	▶
❺	熟練	▶
❻	終着	▶
❼	懲悪	▶
❽	平行	▶

Aのリスト

熟　者　差　黙　始　安
患　発　勧　遠　未　交
洋　善　秘　楽

B

❶	順守	▶
❷	外観	▶
❸	油断	▶
❹	凝固	▶
❺	消耗	▶
❻	漆黒	▶
❼	恥辱	▶
❽	鎮静	▶

Bのリスト

戒　融　反　白　名　容
解　内　違　純　興　積
警　蓄　誉　奮

解答　A ❶黙秘、❷患者、❸安楽、❹遠洋、❺未熟、❻始発、❼勧善、❽交差
B ❶違反、❷内容、❸警戒、❹融解、❺蓄積、❻純白、❼名誉、❽興奮

脳活ポイント

記憶力がよく鍛えられアレソレが解消

記憶している膨大な言葉のストックから反対語を探しだす作業で、記憶力がよく鍛えられます。探すときに言葉の意味を確認するので、認知力にも磨きがかかり、続ければ「アレソレ」がなくなります。

目標時間

50代まで	60代	70代以上
20分	30分	40分

正答数　／32問　かかった時間　分

C

① 記憶 ▶ □□

② 中断 ▶ □□

③ 嫌悪 ▶ □□

④ 承諾 ▶ □□

⑤ 支配 ▶ □□

⑥ 着席 ▶ □□

⑦ 密集 ▶ □□

⑧ 模型 ▶ □□

Cのリスト

従 絶 継 好 在 忘
拒 実 点 起 物 続
立 愛 却 属

D

① 倹約 ▶ □□

② 覚醒 ▶ □□

③ 借用 ▶ □□

④ 敗北 ▶ □□

⑤ 追随 ▶ □□

⑥ 伝説 ▶ □□

⑦ 名字 ▶ □□

⑧ 臆病 ▶ □□

Dのリスト

利 先 前 浪 睡 名
敢 実 眠 勇 貸 勝
率 費 史 与

解答
C ①忘却、②継続、③愛好、④拒絶、⑤従属、⑥起立、⑦点在、⑧実物
D ①浪費、②睡眠、③貸与、④勝利、⑤率先、⑥史実、⑦名前、⑧勇敢

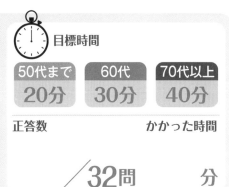

23日目 漢字結び四字熟語

実践日

月　日

難易度④★★★★☆

A～D群、E～H群の囲みの中にある漢字をそれぞれ１字ずつ、順に結びつけて、合計で24個の四字熟語を作ってください。A～D群、E～H群の漢字は１回ずつ、すべて用います。解答は順不同です。

A群		B群		C群		D群	
郵	途	記	酸	薬	下	質	験
炭	抗	業	世	保	日	代	号
生	交	便	員	街	物	料	局
満	出	換	中	試	飲	車	命
筆	調	戸	命	番	革	記	礼
江	産	生	剤	御	時	険	道

	A群	B群	C群	D群
①				
②				
③				
④				
⑤				
⑥				

	A群	B群	C群	D群
⑦				
⑧				
⑨				
⑩				
⑪				
⑫				

解答
❶～⑫郵便番号・炭酸飲料・生命保険・満員御礼・筆記試験・江戸時代・途中下車・抗生物質・交換日記・出世街道・調剤薬局・産業革命

脳活ポイント

ひらめきと直感力が磨かれる

漢字一つひとつを見ると、さまざまな熟語が浮かんでくると思いますが、それぞれを関連付けて熟語にするには、ひらめきが不可欠です。パッと見てどれとどれが結びつきそうか、直感力を磨きましょう。

目標時間

50代まで	60代	70代以上
15分	25分	30分

正答数 ／24問

かかった時間 分

E群		F群		G群		H群	
新	通	馬	銀	発	豆	育	合
金	杏	才	虫	期	教	腐	達
世	合	防	界	集	接	録	表
賞	出	聞	仁	財	販	明	限
予	昆	格	味	採	配	売	集
全	英	信	員	記	表	種	宝

	E群	F群	G群	H群
⑬				
⑭				
⑮				
⑯				
⑰				
⑱				

	E群	F群	G群	H群
⑲				
⑳				
㉑				
㉒				
㉓				
㉔				

解答 ⑬～㉔新聞配達・金銀財宝・世界記録・賞味期限・予防接種・全員集合・通信販売・杏仁豆腐・合格発表・出馬表明・昆虫採集・英才教育

24日目 四字熟語推理クロス

実践日
月　日

難易度④★★★★☆

各問には４つの三字熟語が並んでいます。それぞれの三字熟語の空欄（□）①～④の漢字を組み合わせると四字熟語になるので、①～④に入る漢字を推理して解答欄に記入してください。

❶
経①者
職②病
現③点
④一髪

答え ①□ ②□ ③□ ④□

❷
世界①
明後②
③円札
④刀魚

答え ①□ ②□ ③□ ④□

❸
私①地
狂②師
③業団
町奉④

答え ①□ ②□ ③□ ④□

❹
①端児
改札②
③伴者
観④様

答え ①□ ②□ ③□ ④□

❺
周①数
②気流
③葉集
大④夫

答え ①□ ②□ ③□ ④□

❻
好①心
②像力
青③井
④交官

答え ①□ ②□ ③□ ④□

❼
見①市
世紀②
③校生
圧④的

答え ①□ ②□ ③□ ④□

❽
①代紙
交②点
③年筆
無差④

答え ①□ ②□ ③□ ④□

❾
一①事
②援金
代③詞
不十④

答え ①□ ②□ ③□ ④□

解答 ❶営業時間、❷一日千秋、❸有言実行、❹異口同音、❺波乱万丈、❻奇想天外、❼本末転倒、❽千差万別、❾大義名分

脳活ポイント

推理力と言語中枢が発達する

最終的な答えを見つけるのに、いろいろな角度から問題を考える推理力が養えます。見慣れない三字熟語があれば、このさい記憶しましょう。言語中枢が刺激されて、日ごろの会話に語彙が増えるはずです。

目標時間

50代まで	60代	70代以上
20分	30分	40分

正答数　／18問　　かかった時間　分

⑩

①説家
思②期
後③談
大④魂

答え ①　②　③　④

⑪

①進法
真夜②
③百屋
④谷焼

答え ①　②　③　④

⑫

①裕層
先進②
③力粉
騎④隊

答え ①　②　③　④

⑬

皮算①
自②識
円③率
④着口

答え ①　②　③　④

⑭

①抗期
几帳②
③科書
漫才④

答え ①　②　③　④

⑮

①鹿蝶
②破口
③暑日
行④曲

答え ①　②　③　④

⑯

①丁場
影武②
春一③
交④金

答え ①　②　③　④

⑰

江戸①
時②劇
③成年
新④紙

答え ①　②　③　④

⑱

落①生
九官②
季節③
④見草

答え ①　②　③　④

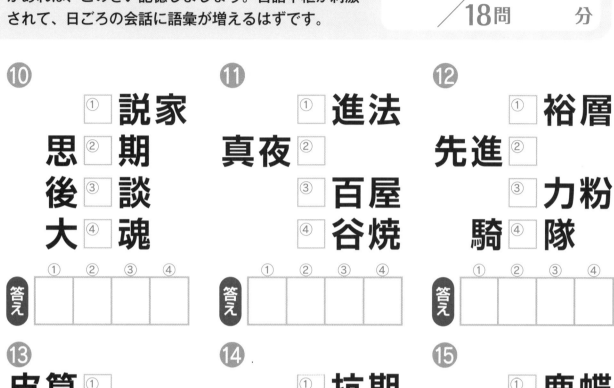

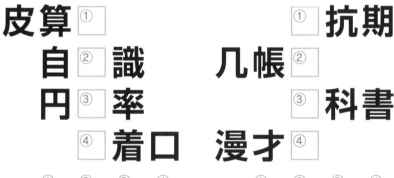

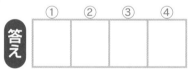

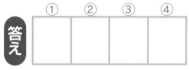

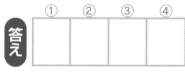

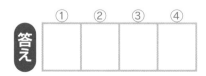

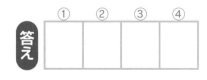

解答 ⑩小春日和、⑪十中八九、⑫富国強兵、⑬用意周到、⑭反面教師、⑮猪突猛進、⑯長者番付、⑰前代未聞、⑱花鳥風月

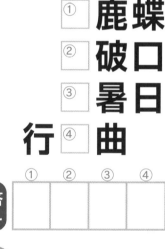

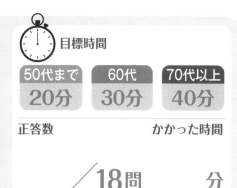

25日目 同音異義語セレクト

実践日
月　日

難易度③★★★☆☆

①と②で下線の引いてあるカタカナは、それぞれ違う漢字を使います。その漢字をリストから選んでください。❶❷❽❾は漢字１字で、それ以外は漢字２字で答えます。リストの漢字は１回ずつ、すべて用います。

❶〜❼のリスト

来　診　画　公　意　行　格　庭　事　悔　程　見
依　企　以　規　課　頼　琴　好　後　為　開　家

答え

❶ ①コトの始まりは三年前にさかのぼる。
②彼女の趣味はコトの演奏だ。

❷ ①よくミると、服に染みがついていた。
②腹痛がひどいので医師にミてもらった。

❸ ①今年度より教育カテイの変更がある。
②新妻はカテイ的だといわれる。

❹ ①この事業のキカクを成功させた。
②その部品は標準のキカクと違う。

❺ ①仕事をイライする。
②その日イライ、彼女は来ない。

❻ ①彼は彼女にコウイを寄せている。
②彼の親切なコウイに感動した。

❼ ①学生時代のコウカイを引きずる。
②未発表作品がコウカイされる。

解答
❶①事②琴、❷①見②診、❸①課程②家庭、❹①企画②規格、
❺①依頼②以来、❻①好意②行為、❼①後悔②公開

脳活ポイント

思考力と想起力をよく使う

文脈からふさわしい漢字・熟語を、思考力を使って当てましょう。よく耳にする文章なので、正しい漢字を、想起力を使って思い出します。また、同音異義語はふだんから気にかけて覚えておきましょう。

目標時間

50代まで	60代	70代以上
20分	30分	40分

正答数　／14問　かかった時間　分

⑧〜⑭のリスト

演　夕　新　止　細　咲　心　敢　貨　刊　果　割
賞　園　勇　最　検　泊　証　懸　講　効　公　硬

答え

8 ①流れていた音楽が急にトまった。　①
②駅前にあるホテルにトまった。　②

9 ①きれいな花がサいた。　①
②時間をサいたにもかかわらず失敗。　②

10 ①ケンショウの結果、間違いだった。　①
②雑誌のケンショウに当たり、喜んだ。　②

11 ①帰宅してすぐユウカンを読んだ。　①
②ユウカンにも立ち向かった。　②

12 ①子供たちがコウエンで遊んでいる。　①
②先生のコウエンはすばらしかった。　②

13 ①薬のコウカで体調がよくなった。　①
②500円コウカに両替して。　②

14 ①サイシンの情報を常に仕入れる。　①
②サイシンの注意を払って進める。　②

解答　⑧①止②泊、⑨①咲②割、⑩①検証②懸賞、⑪①夕刊②勇敢、⑫①公園②講演、⑬①効果②硬貨、⑭①最新②細心

26日目 ひらめき二字熟語

実践日
月　日

難易度④★★★★☆

❶～⑯の各問のヒントにある漢字を使って、①～④の文章の□□部分に意味がぴったり当てはまるとひらめいた二字熟語を１つ書き入れてください。答えが２つ以上考えられるものもあります。

❶ ヒント **鼻**

①離婚届を□□に突きつけた
②計画の□□がつく
③□□科で花粉症を治療
④□□だけどカゼを引いたの？

❷ ヒント **守**

①家を□□にして外出
②攻撃後、選手が□□についた
③赤ん坊を預かり、□□した
④□□が囚人を監視する

❸ ヒント **活**

①彼は明朗□□な人柄だ
②倹約は□□の知恵
③読書が大変好きな□□中毒
④選手の□□で勝利した

❹ ヒント **散**

①いい天気なので□□をした
②ストレスの□□は大切
③注意力が□□な子供が増えた
④この情報を□□してほしい

❺ ヒント **険**

①わくわくする□□小説
②□□地域には立ち入り禁止
③あの夫婦は□□な仲だ
④意地悪で□□な性格

❻ ヒント **過**

①現在・□□・未来
②関所を□□する許可証
③□□なお言葉をいただいた
④神経が□□になっている

❼ ヒント **納**

①□□を守り、信用を維持
②農機具を□□に置いた
③大豆を発酵させた□□
④□□家具を使って整理整頓

❽ ヒント **加**

①商店街連合会に□□
②□□百万石で有名な石川県
③料理を□□で注文した
④運動会に父兄として□□した

解答
❶①鼻先②目鼻③耳鼻④鼻声、❷①留守②守備③子守④看守、❸①快活②生活③活字④活躍、
❹①散歩・散策②発散③散漫④拡散、❺①冒険②危険③険悪④陰険、
❻①過去②通過③過分④過敏、❼①納期②納屋③納豆④収納、❽①加盟②加賀③追加④参加

脳活ポイント

直感力に加え語彙力も身につく

漢字1文字と文脈から正しい二字熟語を推測するため、直感力や想起力が鍛えられると考えられます。また、実際に二字熟語を書くので、語彙が増えて側頭葉の活性化も期待できます。

目標時間

50代まで	60代	70代以上
25分	35分	50分

正答数 ／64問　かかった時間 分

⑨ ヒント 番

① 真剣にやっても□□にしか見えない
② 開口□□に相手を非難
③ □□で警官に道を尋ねた
④ 今週の掃除□□は誰だ

⑩ ヒント 仲

① 二人は実力□□している
② □□は時の氏神
③ 彼とは飲み□□だよ
④ 上司に□□を頼む

⑪ ヒント 財

① 口と□□は締めるが得
② 以前は大蔵、今は□□大臣
③ 子供に□□を残した
④ □□を投じて井戸を掘る

⑫ ヒント 住

① ついに□□の地を見つけた
② 封筒の□□を確認
③ 寺の□□の説法を聞く
④ 家購入の□□ローンを組む

⑬ ヒント 良

① □□は口に苦し
② 公序□□に反する行為
③ 子供が□□猫を拾ってきた
④ 法を守る□□な市民

⑭ ヒント 利

① 百害あって□□なし
② □□に酒を入れた
③ 男□□に尽きる
④ 商品転売で□□が出た

⑮ ヒント 予

① □□は治療に勝る
② □□演習をくり返す
③ 少しの間、□□がほしい
④ 来週の□□を教えてよ

⑯ ヒント 測

① 気象□□所の予想は雨
② □□不可能な出来事だった
③ 川の向こう岸までの距離を□□
④ □□で判断しては危険

解答
⑨①茶番②一番③交番④当番、⑩①伯仲②仲裁③仲間④仲人・仲介、⑪①財布②財務③財産④私財、
⑫①安住②住所③住職④住宅、⑬①良薬②良俗③野良④善良、⑭①一利②徳利③冥利④利益、
⑮①予防②予行③猶予④予定、⑯①観測②予測③計測・測定④憶測・推測

27 日目 誤字正しドリル

実践日

月　　日

難易度③★★★☆☆

各問の文章のうち、どこか１ヵ所、間違った漢字が用いられています。文章をよく読んで意味合いを考えながら、解答欄にその間違った漢字と、正しく修正した漢字をそれぞれ書き入れてください。

① この雑誌は10万部も印冊されている。

誤 □ 正▶ □

② 娘を撮影したビデオを偏集した。

誤 □ 正▶ □

③ 丁度の差こそあれ、みんな得をしている。

誤 □ 正▶ □

④ 迷子が交番に保獲されている。

誤 □ 正▶ □

⑤ アパートの管理を任された。

誤 □ 正▶ □

⑥ 緊伯した情勢が続いている。

誤 □ 正▶ □

⑦ 絶功のチャンスが到来した。

誤 □ 正▶ □

⑧ 家に戻ったら、すぐに雷話するよ。

誤 □ 正▶ □

⑨ 山で野性の動物を観察した。

誤 □ 正▶ □

⑩ ニュートンは万有引力の法則を確率。

誤 □ 正▶ □

解答 ①冊→刷、②偏→編、③丁→程、④獲→護、⑤管→菅、⑥伯→迫、⑦功→好、⑧雷→電、⑨性→生、⑩率→立

脳活ポイント

記憶力がじわじわと働く

パッと見て違和感のある漢字が浮き出てくるようなら、認知力も記憶力も磨かれています。そうならない問題は、使われている漢字の意味を考えながらじっくり眺めて考えてみましょう。

目標時間

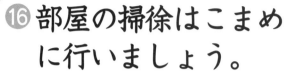

50代まで	60代	70代以上
15分	20分	25分

正答数 ／20問

かかった時間 分

⑪ 下腹とわき腹に指肪がついてうんざり。

誤 □ 正▶ □

⑫ 関東知方の天気を調べる。

誤 □ 正▶ □

⑬ 事故相手に賠償金を精求している。

誤 □ 正▶ □

⑭ 学生時代は部活道をがんばってきた。

誤 □ 正▶ □

⑮ ロボットの膜型を作って展示した。

誤 □ 正▶ □

⑯ 部屋の掃徐はこまめに行いましょう。

誤 □ 正▶ □

⑰ ゴジラによって建物が軒並み破懐。

誤 □ 正▶ □

⑱ 芸能人のスキャンダルが暴霧された。

誤 □ 正▶ □

⑲ なるべくなら現状を維待してほしい。

誤 □ 正▶ □

⑳ 早寝早起きの週慣は健康増進に役立つ。

誤 □ 正▶ □

解答 ⑪指→脂、⑫知→地、⑬精→請、⑭道→動、⑮膜→模、⑯徐→除、⑰懐→壊、⑱霧→露、⑲待→持、⑳週→習

28 日目 並べ替え熟語探し

実践日

月　日

難易度3 ★★★☆☆

各問、A、Cにはバラバラになった二字熟語の読み仮名が、B、Dには三字熟語の読み仮名が提示されているので、リストから漢字を選んで熟語を解答欄に書いてください。小文字と大文字の区別はありません。

A

① ンシ ケン ▶ □□

② サコ ンイ ▶ □□

③ トウ ウフ ▶ □□

④ メク ガン ▶ □□

⑤ エン イエ ▶ □□

⑥ カウ フク ▶ □□

⑦ イシ ンナ ▶ □□

Aのリスト

内	風	永	心	遠
身	献	面	格	根
筒	菜	封	額	

B

① イケキ ンテ ▶ □□□

② サウン コテ ▶ □□□

③ ダシイ ンウト ▶ □□□

④ ツタネ イヨギ ▶ □□□

⑤ タハシ トケゴ ▶ □□□

⑥ カウツ ロソ ▶ □□□

⑦ コウイ ウトケ ▶ □□□

Bのリスト

大	交	光	定	点	走	魚
差	期	身	熱	仕	蛍	等
帯	灯	畑	路	事	券	滑

解答
A ①献身、②根菜、③封筒、④額面、⑤永遠、⑥風格、⑦内心
B ①定期券、②交差点、③等身大、④熱帯魚、⑤畑仕事、⑥滑走路、⑦蛍光灯

脳活ポイント

認知力が向上し理解力も鋭くなる

バラバラのカタカナを熟語にする作業をくり返していると、認知力が向上して、理解力も鋭くなります。目にしたモノが何であるかをすぐに認識できて、考えがスッキリまとまるようにもなるでしょう。

目標時間

50代まで	60代	70代以上
40分	50分	60分

正答数 ／28問　　かかった時間 分

C

① ハイ カツ ▶ □□

② ウイ ハユ ▶ □□

③ ツン ケジ ▶ □□

④ ウツ テボ ▶ □□

⑤ ウユ チウ ▶ □□

⑥ ヘセ イイ ▶ □□

⑦ ンレ タン ▶ □□

Cのリスト

宇 平 開 俳 実
発 宙 鉄 錬 静
験 棒 優 鍛

D

① ヤンセ ミシ ▶ □□□

② エオン ンダウ ▶ □□□

③ ゲイチ ヤマン ▶ □□□

④ ヤテツ カヒン ▶ □□□

⑤ ココゴウ イウセ ▶ □□□

⑥ コンウ ボタン ▶ □□□

⑦ ナウマ トツア ▶ □□□

Dのリスト

三 百 援 本 米 光 店
団 味 豆 応 茶 合 行
甘 成 玄 貨 単 納 線

解答 C ①開発、②俳優、③実験、④鉄棒、⑤宇宙、⑥平静、⑦鍛錬
D ①三味線、②応援団、③玄米茶、④百貨店、⑤光合成、⑥単行本、⑦甘納豆

29日目 二字熟語足し算

実践日

月　日

難易度④★★★★☆

問題の各マスには、ある二字熟語を構成する漢字がバラバラに分割されて書かれています。それらを足し算のように頭の中で組み合わせ、でき上がる二字熟語を解答欄に書いてください。

①

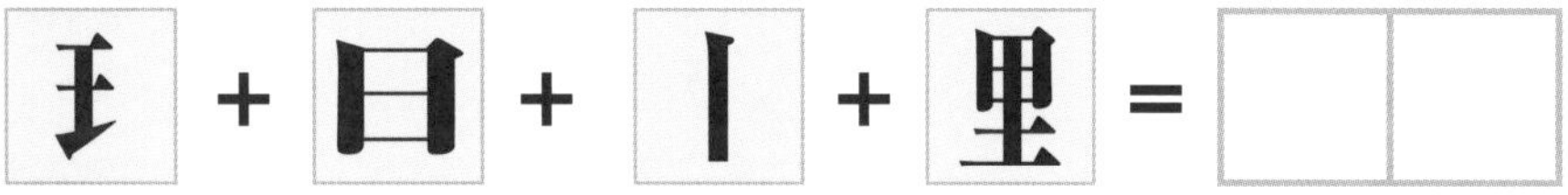

②

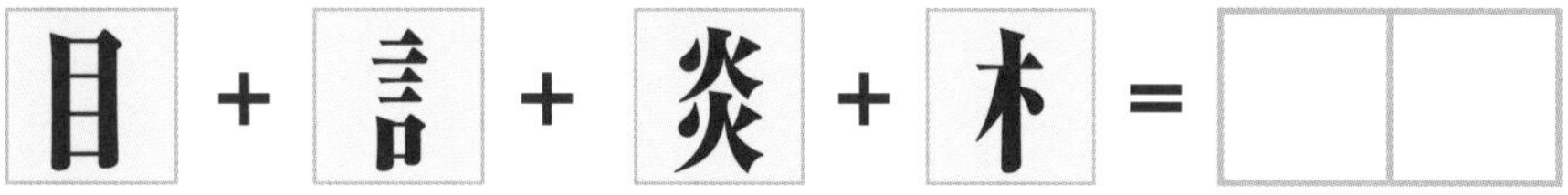

③

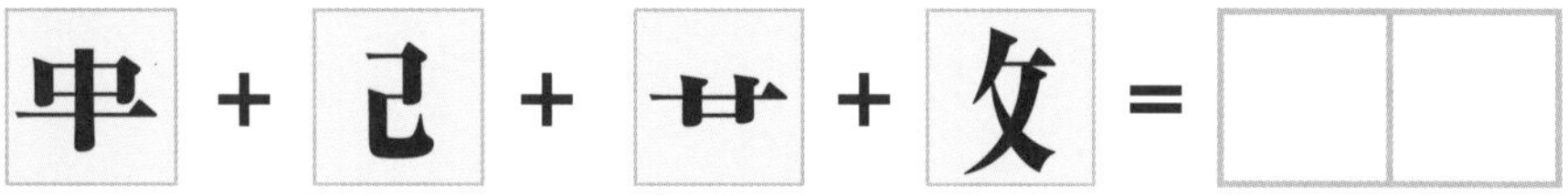

④

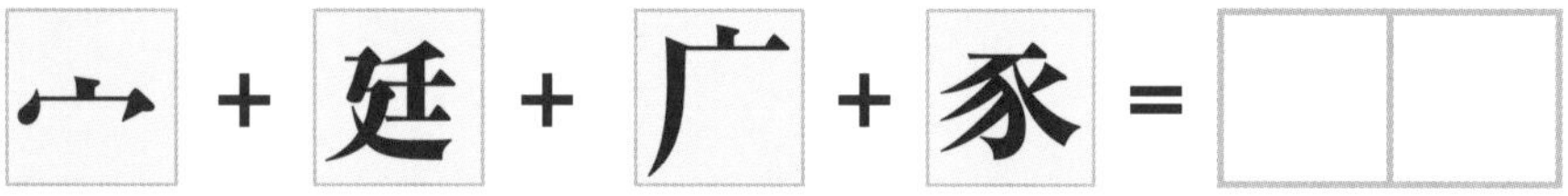

⑤

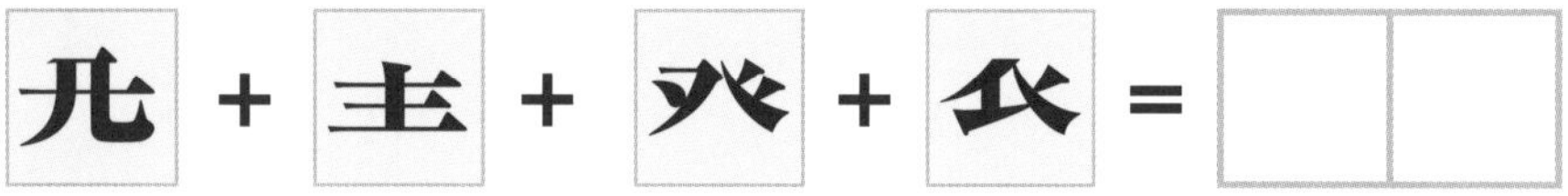

⑥

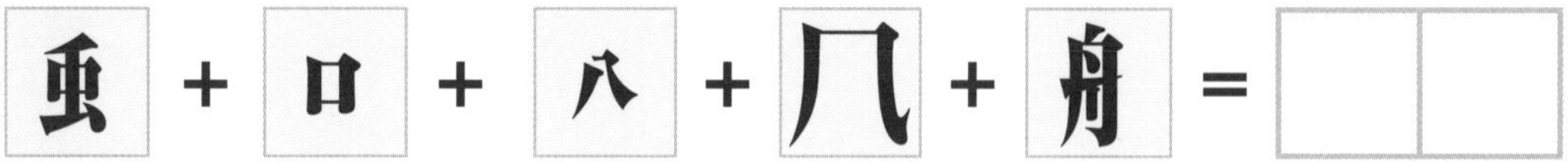

⑦

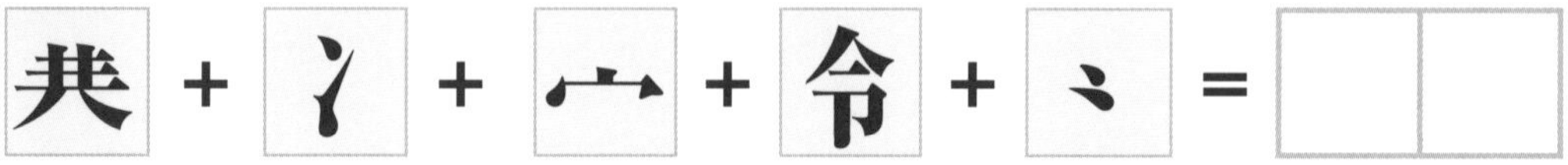

⑧

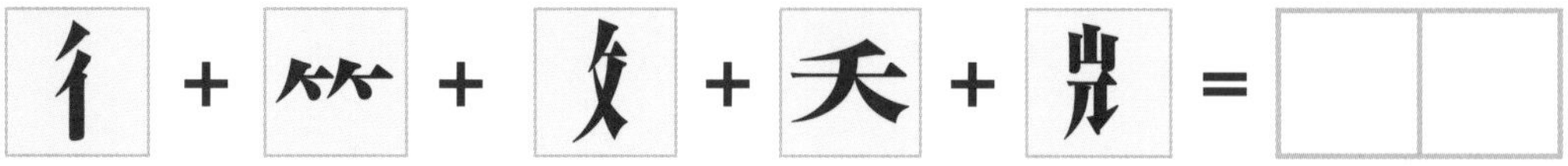

⑨

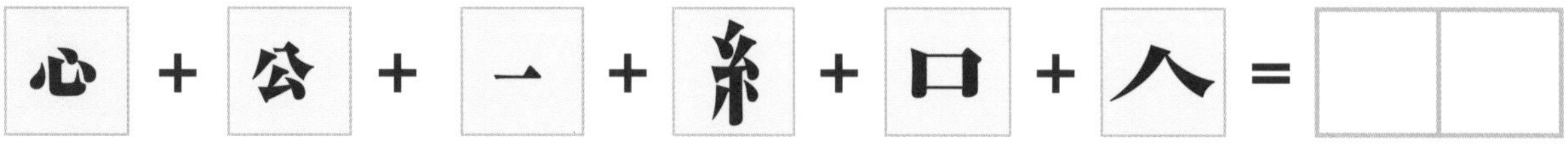

解答 ①理由、②相談、③改革、④家庭、⑤発表、⑥風船、⑦寒冷、⑧微笑、⑨総合

脳活ポイント

注意力が冴えわたる

バラバラになった漢字の偏やつくりからもとの字を推理して熟語にするには、集中力に加えて細かな注意力が必要になります。くり返して問題を解けば、うっかりミスが少なくなっていくでしょう。

目標時間

50代まで	60代	70代以上
15分	20分	25分

正答数　／18問

かかった時間　分

⑩
示 ＋ 癶 ＋ 曲 ＋ 八 ＝ □□

⑪
民 ＋ 冫 ＋ 目 ＋ 夂 ＝ □□

⑫
𭕄 ＋ 儿 ＋ 子 ＋ 目 ＝ □□

⑬
立 ＋ 巴 ＋ 日 ＋ ⺈ ＝ □□

⑭
兄 ＋ 礻 ＋ 电 ＋ 雨 ＝ □□

⑮
木 ＋ 艹 ＋ 工 ＋ 人 ＋ 糸 ＝ □□

⑯
氵 ＋ 刀 ＋ 毋 ＋ ⺈ ＋ 辶 ＝ □□

⑰
土 ＋ 糸 ＋ 口 ＋ 口 ＋ 寸 ＝ □□

⑱
羊 ＋ 釆 ＋ 我 ＋ 言 ＋ 宀 ＋ 田 ＝ □□

解答 ⑩祭典、⑪冬眠、⑫見学、⑬音色、⑭祝電、⑮紅茶、⑯海辺、⑰団結、⑱審議

30日目 漢字ジグザグクロス

実践日

月　　日

難易度5★★★★★

リストの熟語を使って空白のマスを埋め、A～Hのマスの漢字で三字熟語、四字熟語を作ってください。各熟語の１文字めは数字のマスに、２文字め以降は１つ前の文字と上下左右に隣接するマスに入ります。

1

1 大	A	2 面			3 背	
4 有		5 冬			6 手	
			7 宮	C		
8 三	9 玉				10 送	
			11 不	12 理		
13 引		14 伊			B	
			15 海			

答え

A	B	C

リスト

1 大福餅
2 面従腹背
3 背番号
4 有名無実
5 冬虫夏草
6 手旗信号
7 宮廷料理
8 三者凡退
9 玉手箱
10 送受信
11 不老長寿
12 理学療法
13 引退試合
14 伊勢海老
15 海底火山

2

答え

A	B	C	D

1 水		B	2 煮		3 消			
4 部		5 電				6 毛		7 天
8 食		9 周			10 内			
		11 章		12 河				A
13 千		14 末		15 料	16 混		17 廃	
18 素	D					19 消		
		20 殿			C		21 吸	
22 縞					23 粗			
24 不		25 内				26 乱		

リスト

1 水力発電
2 煮沸消毒
3 消費者庁
4 部分月食
5 電子書籍
6 毛細血管
7 天下一品
8 食器棚
9 周章狼狽
10 内出血
11 章末資料
12 河岸段丘
13 千鳥格子
14 末法思想
15 料理長
16 混声合唱
17 廃品回収
18 素粒子
19 消化吸収
20 殿様商売
21 吸血鬼
22 縞模様
23 粗製乱造
24 不案内
25 内閣改造
26 乱反射

脳活ポイント

語彙力と直感力を圧倒的に強化!

数十個の三字熟語・四字熟語が用いられているので、語彙力の鍛錬に役立つとともに、直感力・判断力・思考力が圧倒的に強化されます。初めてだと難しく感じますが、解き方がわかるととても面白いパズルです。

目標時間

50代まで	60代	70代以上
40分	50分	60分

正答数 ／3問　かかった時間 分

③

答え

A	B	C	D	E	F	G	H

1 人		2 三			3 体		4 栄		H		5 天		6 五		
7 杏	E	8 意			9 海		10 博			11 器	12 成				13 用
	14 品			15 臍			16 片				17 唯	C	18 薬		
	19 腐					A	20 自		21 印			22 独			
23 不			24 競	25 専					26 象				27 鶏	28 法	
29 天			F	30 価				D				31 水		32 国	
	33 人				34 反		35 勇			36 音		37 様		38 民	
39 極		40 得				41 教					42 工				B
43 道		44 農	45 定	46 極			47 老		48 副	49 代			50 業		51 紙
		G		52 土		53 所							54 空		
55 速								56 女			57 貯				

リスト

1 人気商品	11 器械体操	21 印象操作	31 水玉模様	41 教習所	51 紙一重
2 三位一体	12 成果主義	22 独立国	32 国民宿舎	42 工場見学	52 土地保有
3 体育館	13 用心棒	23 不倶戴天	33 人形劇	43 道案内	53 所有物
4 栄枯盛衰	14 品質管理	24 競売価格	34 反面教師	44 農繁期	54 空気電池
5 天然果汁	15 臍下丹田	25 専業農家	35 勇猛果敢	45 定期便	55 速達郵便
6 五段活用	16 片道切符	26 象牙質	36 音響効果	46 極楽浄土	56 女王蜂
7 杏仁豆腐	17 唯我独尊	27 鶏雑炊	37 様子見	47 老若男女	57 貯水池
8 意思統一	18 薬物療法	28 法華経	38 民間企業	48 副作用	
9 海底油田	19 腐食連鎖	29 天地人	39 極悪非道	49 代用品	
10 博覧強記	20 自家受粉	30 価値判断	40 得意満面	50 業界紙	

※解答は87ページをご覧ください

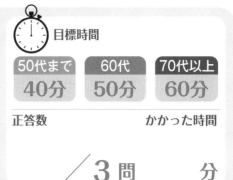

漢字脳活ひらめきパズル⑰ 解答

3日目 数字つなぎ三字熟語

❶

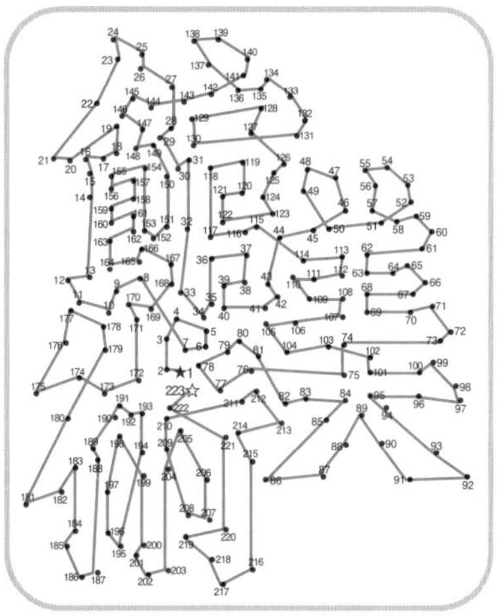

答え 美術館

❷

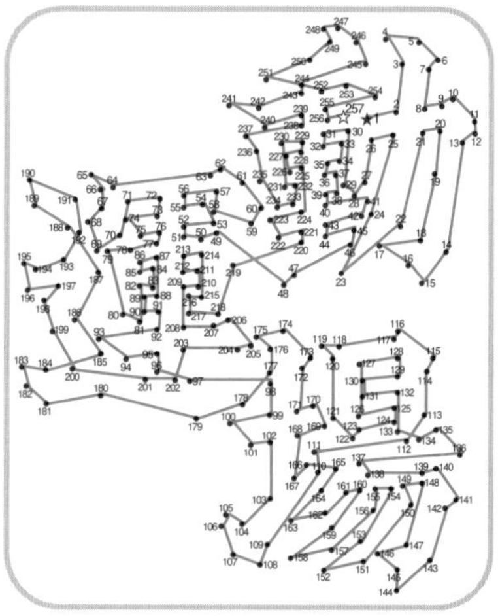

答え 運動場

5日目 熟語ハニカム迷路

❶ 答え 車庫

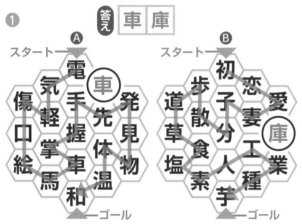

熟語の並び
電気→気軽→軽傷→傷口→口絵→絵馬→馬車→車掌→掌握→握手→手先→先発→発見→見物→物体→体温→温和

熟語の並び
初恋→恋愛→愛妻→妻子→子分→分散→散歩→歩道→道草→草食→食塩→塩素→素人→人工→工業→業種→種芋

❷ 答え 限度

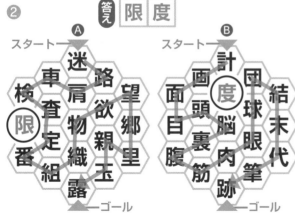

熟語の並び
迷路→路肩→肩車→車検→検査→査定→定番→番組→組織→織物→物欲→欲望→望郷→郷里→里親→親玉→玉露

熟語の並び
計画→画面→面目→目頭→頭脳→脳裏→裏腹→腹筋→筋肉→肉眼→眼球→球団→団結→結末→末代→代筆→筆跡

❸ 答え 話題

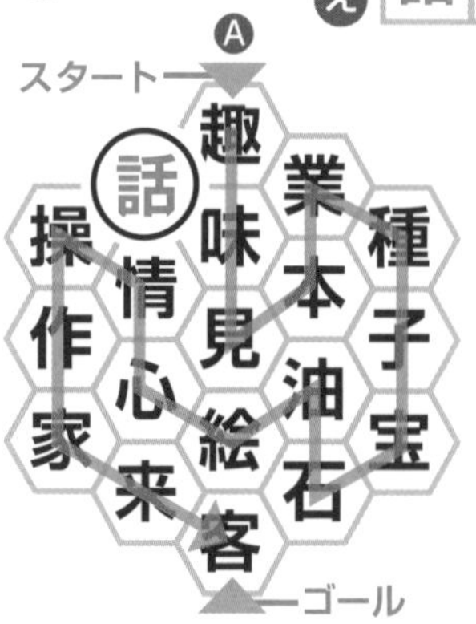

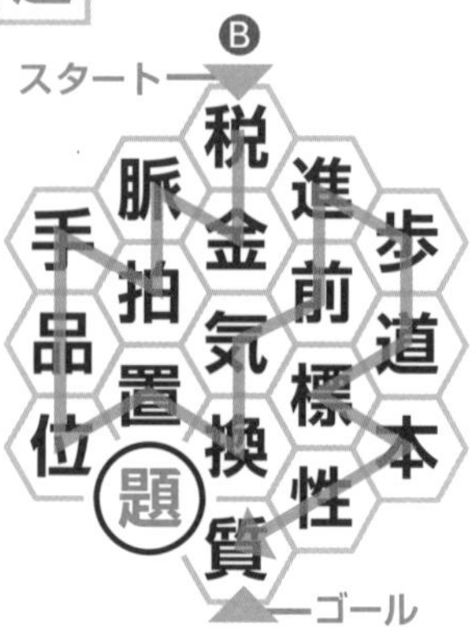

熟語の並び
趣味→味見→見本→本業→業種→種子→子宝→宝石→石油→油絵→絵心→心情→情操→操作→作家→家来→来客

熟語の並び
税金→金脈→脈拍→拍手→手品→品位→位置→置換→換気→気前→前進→進歩→歩道→道標→標本→本性→性質

その他のドリルの解答は各ページの下欄に記載しています。

15日目 漢字ジグザグクロス

●例題

1 国	立	2 荘	義
4 滅	公	園	主
私	奉	領	主
5 日	本	国	3 民

答え

A	B	C	D
大	願	成	就

❶

1 新	C 成	2 重	役	3 出	刃	包	丁	4 同
5 衆	人	環	6 通	勤	手	7 白	異	床
8 動	体	視	9 給	食	当	昼	夢	10 私
11 信	12 結	力	13 天	気	番	14 学	A 大	立
用	婚	B 願	望	予	書	位	論	15 文
16 金	庫	17 冷	静	18 報	告	19 七	変	化
20 輪	際	21 集	沈	22 着	脱	自	23 付	祭
転	24 公	団	D 就	職	25 議	在	和	雷
機	宅	26 住	所	録	事	27 順	不	同

答え

A	B	C	D	E	F	G	H
寒	中	水	泳	電	気	毛	布

❷

1 降	C 水	2 打	製	石	3 器	物	損	4 行	政	5 書	道	半	6 練	習	試
7 即	確	8 路	面	E 電	9 予	防	壊	10 古	式	11 士	官	紙	12 主	13 総	合
日	率	14 新	型	車	種	接	15 無	我	D 泳	16 校	学	転	客	17 肝	問
18 開	票	19 方	向	転	20 換	気	21 保	夢	法	長	先	22 倒	要	心	題
23 運	招	福	24 黄	金	25 比	扇	守	B 中	26 選	手	生	置	27 独	身	28 大
動	公	29 二	G 毛	30 作	較	広	31 三	道	32 避	難	命	法	33 陣	貴	和
34 才	園	35 経	営	業	服	告	A 寒	36 大	37 百	訓	揮	38 指	39 頭	族	民
F 気	煥	40 大	戦	41 略	式	42 体	四	団	円	練	43 観	定	脳	労	働
44 放	発	根	45 役	者	命	感	温	46 貨	硬	47 低	覧	席	48 台	H 布	49 巾
送	事	故	50 割	分	令	51 湿	度	物	列	姿	52 勢	53 力	範	54 囲	着
55 回	数	券	引	56 担	任	制	計	57 大	車	輪	撲	相	裏	炉	網

18日目　数字つなぎ三字熟語

❶

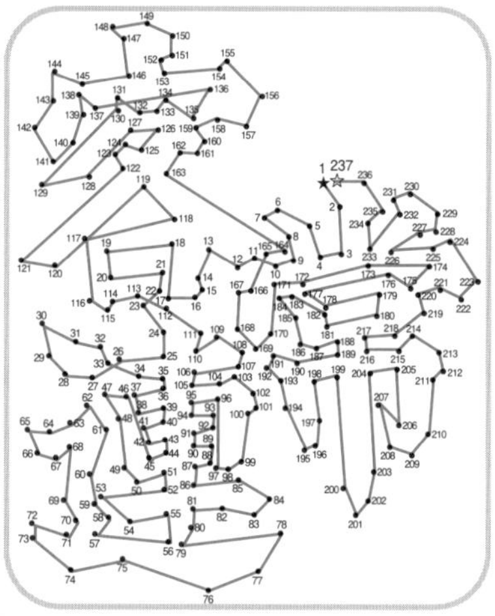

答え　常連客

❷

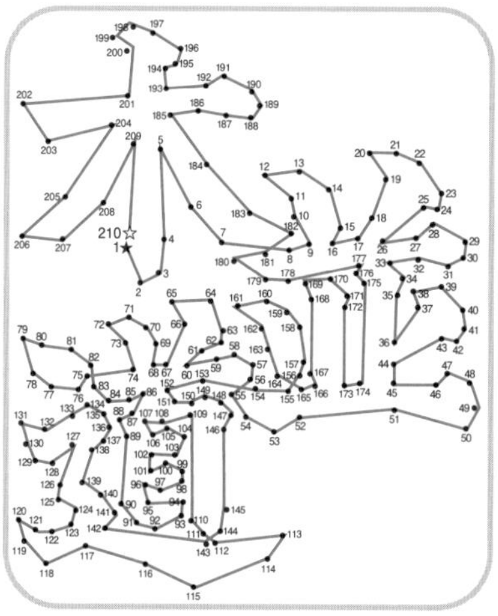

答え　並木道

20日目　熟語ハニカム迷路

❶　答え　食堂

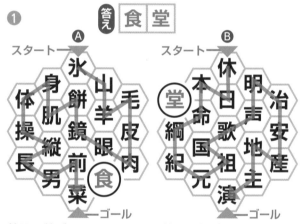

熟語の並び
氷山→山羊→羊毛→毛皮→皮肉→肉眼→眼鏡→鏡餅→餅肌→肌身→身体→体操→操縦→縦長→長男→男前→前菜

熟語の並び
休日→日本→本命→命綱→綱紀→紀元→元祖→祖国→国歌→歌声→声明→明治→治安→安産→産地→地主→主演

❷　答え　豪商

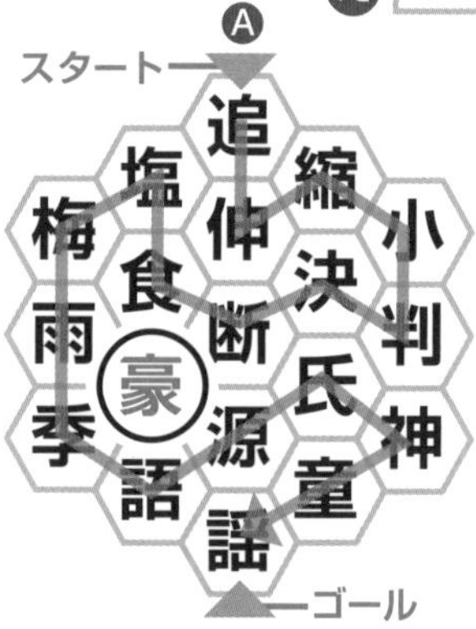

熟語の並び
追伸→伸縮→縮小→小判→判決→決断→断食→食塩→塩梅→梅雨→雨季→季語→語源→源氏→氏神→神童→童謡

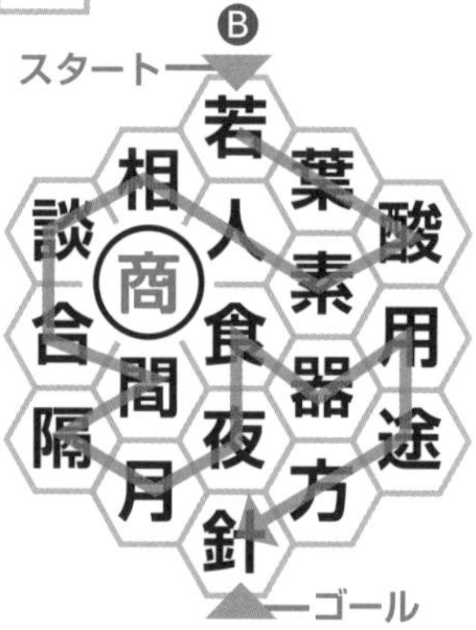

熟語の並び
若葉→葉酸→酸素→素人→人相→相談→談合→合間→間隔→隔月→月夜→夜食→食器→器用→用途→途方→方針

❸　答え　計算

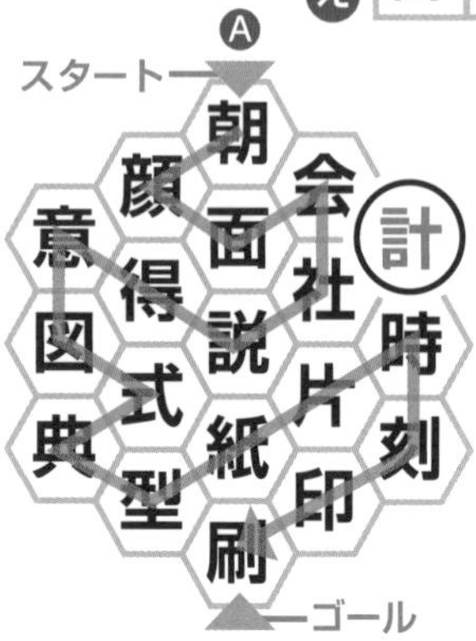

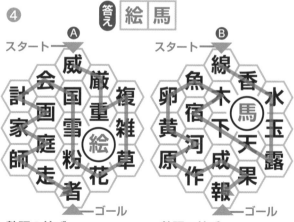

熟語の並び
朝顔→顔面→面会→会社→社説→説得→得意→意図→図式→式典→典型→型紙→紙片→片時→時刻→刻印→印刷

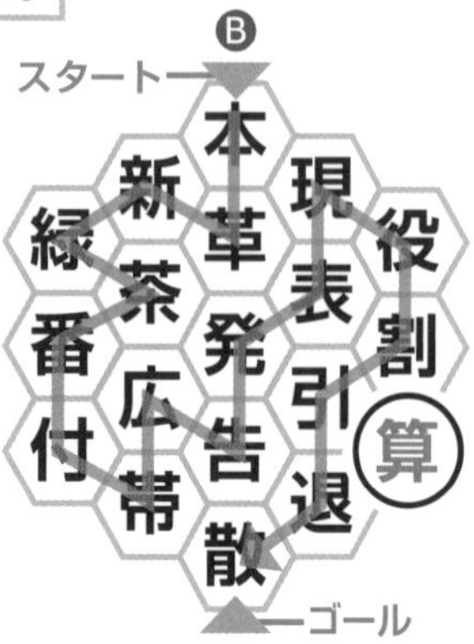

熟語の並び
本革→革新→新緑→緑茶→茶番→番付→付帯→帯広→広告→告発→発表→表現→現役→役割→割引→引退→退散

❹　答え　絵馬

熟語の並び
威厳→厳重→重複→複雑→雑草→草花→花粉→粉雪→雪国→国会→会計→計画→画家→家庭→庭師→師走→走者

熟語の並び
線香→香水→水玉→玉露→露天→天下→下宿→宿木→木魚→魚卵→卵黄→黄河→河原→原作→作成→成果→果報

その他のドリルの解答は各ページの下欄に記載しています。

30日目 漢字ジグザグクロス

❶

1 大	A 福	2 面	従	腹	3 背	番
4 有	餅	5 冬	虫	夏	6 手	号
名	無	実	7 宮	C 草	旗	信
8 三	9 玉	手	廷	料	10 送	受
者	凡	箱	11 不	12 理	学	療
13 引	退	14 伊	老	長	B 寿	法
合	試	勢	15 海	底	火	山

答え A 福 B 寿 C 草

❷

答え A 一 B 発 C 合 D 格

1 水	力	B 発	2 煮	沸	3 消	費	者	庁
4 部	分	5 電	子	書	毒	6 毛	細	7 天
8 食	月	9 周	狽	籍	10 内	出	血	下
器	棚	11 章	狼	12 河	岸	段	管	A 一
13 千	鳥	14 末	資	15 料	16 混	丘	17 廃	品
18 素	D 格	法	思	理	声	19 消	化	回
粒	子	20 殿	想	長	C 合	唱	21 吸	収
22 縞	模	様	商	売	23 粗	製	血	鬼
24 不	案	25 内	閣	改	造	26 乱	反	射

❸

答え A 田 B 舎 C 汁 D 粉　E 商 F 売 G 繁 H 盛

1 人	気	2 三	位	一	3 体	育	4 栄	枯	H 盛	衰	5 天	然	6 五	段	活
7 杏	E 商	8 意	思	統	9 海	館	10 博	覧	強	11 器	12 成	果	主	義	13 用
仁	14 品	質	管	15 臍	底	油	16 片	道	記	械	17 唯	C 汁	18 薬	物	心
豆	19 腐	食	理	下	丹	A 田	20 自	切	21 印	体	我	22 独	尊	療	棒
23 不	倶	連	24 競	25 専	業	農	家	符	26 象	操	国	立	27 鶏	28 法	華
29 天	戴	鎖	F 売	30 価	値	判	受	D 粉	牙	作	玉	31 水	雑	32 国	経
地	33 人	形	劇	格	34 反	断	35 勇	猛	質	36 音	模	37 様	炊	38 民	宿
39 極	悪	40 得	意	満	面	41 教	師	果	効	響	42 工	子	企	間	B 舎
43 道	非	44 農	45 定	46 極	楽	習	47 老	敢	48 副	49 代	場	見	50 業	界	51 紙
案	内	G 繁	期	52 土	浄	53 所	若	男	作	用	品	学	54 空	気	一
55 速	達	郵	便	地	保	有	物	56 女	王	蜂	57 貯	水	池	電	重

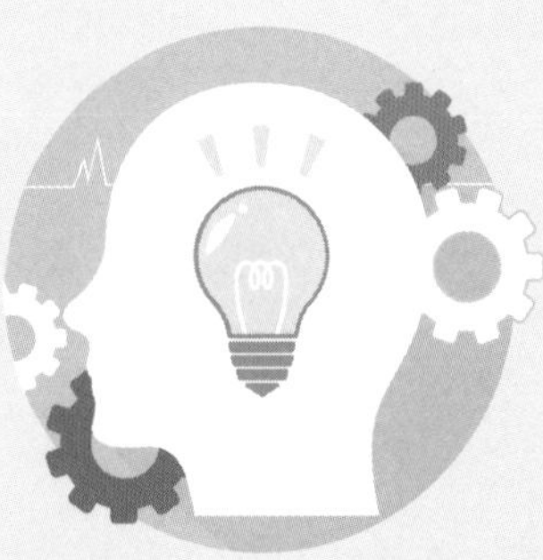

毎日脳活 スペシャル
漢字脳活 ひらめきパズル ⑰

編集人	小西伸幸
企画統括	石井弘行　飯塚晃敏
編　集	株式会社わかさ出版／谷村明彦
装　丁	カラーズ
本文デザイン	石田昌子
パズル作成	瓜谷眞理
写　真	石原麻里絵（fort）
イラスト	Adobe Stock
発行人	山本周嗣
発行所	株式会社　文響社
	ホームページ　https://bunkyosha.com
	お問い合わせ　info@bunkyosha.com
印　刷	株式会社　光邦
製　本	古宮製本株式会社